REVUE ANALYTIQUE

DE LA

BACTÉRIOLOGIE DU TÉTANOS

PAR

DELAMOTTE ET A. CHARON

VÉTÉRINAIRES MILITAIRES

AVEC UNE LITHOCHROMIE AJOUTÉE AU TEXTE

PREMIER FASCICULE

PARIS

ASSELIN ET HOUZEAU

LIBRAIRES-ÉDITEURS DE LA FACULTÉ DE MÉDECINE

PLACE DE L'ÉCOLE-DE-MÉDECINE

1892

REVUE ANALYTIQUE

DE LA

BACTÉRIOLOGIE DU TÉTANOS

PAR

DELAMOTTE ET A. CHARON

VÉTÉRINAIRES MILITAIRES

AVEC UNE LITHOCHROMIE AJOUTÉE AU TEXTE

PREMIER FASCICULE

PARIS

ASSELIN ET HOUZEAU

LIBRAIRES-ÉDITEURS DE LA FACULTÉ DE MÉDECINE

PLACE DE L'ÉCOLE-DE-MÉDECINE

1892.

AVANT-PROPOS

« Il y a quelques années à peine, disent Sanchez-Toledo et
Veillon dans leur remarquable étude, le tétanos était une des
maladies les plus obscures et les plus mystérieuses ; elle semblait
défier toutes les investigations des chirurgiens aussi bien que
celles des anatomo-pathologistes. Grâce aux récentes conquêtes
microbiologiques, cette affection est, au contraire, devenue une
de celles dont la nature, la cause et le mécanisme sont les mieux
établis. On peut déclarer dès à présent que le tétanos s'affirme,
cliniquement et expérimentalement, comme une maladie bactérienne type, aussi sûrement établie que l'est le charbon, par
exemple, ou la tuberculose. En comparant ces lumineuses acqui-
sitions actuelles à l'obscurité en apparence impénétrable d'au-
trefois, on ne peut se défendre d'un légitime sentiment de satis-
faction et d'orgueil. »

Nous n'avons pu nous défendre davantage d'un sentiment
d'admiration pour les savants qui ont enrichi la science d'aussi
mémorables découvertes. Nous sommes tellement pénétrés de la

haute importance de leurs travaux, que nous n'avons su résister au désir de les réunir et de les coordonner en rédigeant, sous forme de monographie, une revue générale de nos connaissances microbiologiques sur la maladie tétanique.

Nous prions les Maîtres auxquels appartiennent les données de notre modeste esquisse de vouloir bien accepter celle-ci comme un tribut d'hommage qui leur est dû, et nous demanderons à nos confrères de ne voir dans notre publication que l'unique but de leur être utile et agréable en leur présentant un résumé aussi substantiel que possible de choses qui méritent leur attention.

Il serait peut-être intéressant (au point de vue historique, tout au moins) de faire précéder cette revue de l'exposé des opinions qui ont été successivement émises à propos de la nature et de l'origine du tétanos ; mais tant que l'hypothèse a eu libre carrière en la matière, la science a peu gagné aux interprétations et aux discussions d'école. Les retracer nous paraît donc superflu : aussi n'enregistrerons-nous que les faits qui ont définitivement établi la nature microbienne et l'origine tellurique de l'affection, et donné ainsi une très vive impulsion aux recherches expérimentales.

Nous avons cru devoir nous borner à consigner dans cette étude ce qui a trait aux questions suivantes :

a) Étiologie du tétanos,
b) Culture du bacille tétanique,

c) Morphologie du bacille de Nicolaïer,

d) Biologie,

e) Coloration,

f) Résistance aux causes de destruction,

g) Inoculation aux animaux,

h) Lieux d'élection du bacille,

i) Toxines du bacille tétanique,

j) Nature du poison tétanique,

k) Pathogénie du tétanos, Comment agit le virus tétanique,

l) Diffusion du poison tétanique dans l'organisme, sa puissance nocive,

m) Mécanisme de l'infection,

n) Concomitance du tétanos et de la septicémie,

o) Effets consécutifs d'une première atteinte,

p) Résistance de l'organisme, Phagocytose,

q) Prophylaxie,

r) Vaccination, Immunité,

s) Traitement.

Nous nous proposons de continuer de recueillir les études et les communications importantes qui seront assurément publiées encore sur la bactériologie du tétanos, et nous pourrons ainsi compléter notre monographie dans un second fascicule.

a) Étiologie du tétanos.

Parmi les savants qui ont le plus contribué à résoudre un problème resté si longtemps comme une énigme, trois personnalités se détachent nettement : celles de Nicolaïer, de Kitasato et de Verneuil. A ces noms, il faut joindre ceux de Bonome, Rosenbach, Brieger, Carle, Rattone, Flügge, Beumer, Behring, Sanchez-Toledo, Veillon, Dor, Veyl, Vaillard, Vincent, Chantemesse, Widal, Giordano, Tizzoni, Cattani, etc. C'est le résultat de leurs recherches et de leurs travaux que nous avons recueilli pour présenter l'état actuel de la question en ce qui regarde la microbiologie.

Nicolaïer, en 1884, a réussi à développer chez les animaux une tétanie infectieuse, un tétanos expérimental, par des injections d'eau de lavage de certaines terres. Ces injections ont provoqué, chez les sujets d'expériences, des symptômes analogues à ceux que Carle et Rattone venaient de déterminer chez le lapin par l'inoculation des produits du tétanos de l'homme. (Ce sont ces deux derniers auteurs qui ont démontré expérimentalement la transmissibilité du tétanos et, par conséquent, sa nature infectieuse.)

Nicolaïer a découvert, dans les matières tétanigènes, un bacille spécial qui affecte la forme d'un très fin bâtonnet long, d'une baguette de tambour ou d'une épingle. Son inoculation à l'âne donne naissance au cortège habituel des symptômes typiques du tétanos des équidés.

Rosenbach a confirmé, en 1886, les assertions de Nicolaïer ; mais, tout en regardant le microbe en baguette comme le facteur du tétanos, il n'a pu l'obtenir à l'état de pureté. C'est Kitasato qui l'isola le premier, en 1889.

L'agent tétanigène, plus ou moins abondant au pourtour des plaies qui lui servent de voie de pénétration, se retrouvait identique dans des cultures de terre.

Mais si ce point de microbiologie ne laissait plus aucun doute, les cliniciens n'admettaient pas qu'il fût aussi facile de prouver que le tétanos, fréquent chez les équidés, en tirait uniquement son origine (au même titre que la morve, par exemple)(1), et l'on sait que l'Académie de médecine fut le théâtre de débats retentissants dont la conclusion a été formulée par Verneuil. Après de longues et patientes recherches, l'éminent professeur a développé des considérations d'une grande justesse (2) et qui pourraient, croyons-nous, se résumer sous cette forme : *Si le tétanos peut être regardé comme étant de provenance équine,*

(1) Trasbot a constaté que l'organisme du cheval n'offre pas au bacille de Nicolaïer un terrain de pullulation des plus favorables, comme cela s'observe chez le lapin, par exemple, ce qui porte une certaine atteinte à la doctrine trop absolue de l'origine *équine*. Depuis plus de vingt-cinq ans, aucun cas de tétanos n'a été observé parmi les élèves et le personnel de l'école d'Alfort.

(2) *Gazette hebd. de méd. et de chirurgie* (octobre, décembre 1890, février 1891).

c'est que le cheval constitue la voie de propagation la plus fréquente des germes de cette affection, qui est d'origine tellurique. Toutefois, cette dernière proposition ne se dégage pas, dans le remarquable rapport du Dr Verneuil, avec un caractère d'affirmation aussi absolu. Nous pensons qu'il eût été préférable d'aller jusqu'au bout et d'émettre cette idée en manière de postulatum : *le tétanos est d'origine tellurique.*

D'ailleurs, ainsi qu'il le déclare lui-même, Verneuil ne professe point du tout, à propos du *tétanos humain,* l'intransigeance qu'on lui prête ; il lui reconnaît une grande variété d'origine, et il s'est nettement expliqué sur *la provenance équine.* Après avoir établi que certaines terres peuvent être tétanifères alors que leur infection par le cheval semble peu probable, il prouve sans réplique que le cheval peut devenir tétanifère, c'est-à-dire colporteur de tétanos, bien que jouissant d'une santé parfaite. L'auteur reconnaît que la terre une fois infectée par les germes provenant d'un premier cheval, peut les transmettre à un second sain jusqu'alors, et qu'ainsi peut s'établir entre les animaux et le sol une série d'échanges funestes, assez longue pour qu'il soit souvent malaisé de remonter jusqu'au premier facteur. On sait du reste que Verhoegen et Baert ont démontré, par la triple preuve des inoculations, des cultures et de l'examen microscopique, qu'une terre dans laquelle on avait enfoui un cheval tétanique sept mois auparavant recélait en abondance des bacilles de Nicolaïer qui faisaient complètement défaut dans le sol environnant. Nombreux cas de tétanos ont été notés dans des écuries comme se succédant d'une façon assez insolite pour qu'on puisse accuser l'infection du sol par le premier malade. Il paraît s'être formé dans ces *écuries maudites* une sorte de tache *tétano-tellurique*.

Au point de vue de la prophylaxie du tétanos, la possibilité de l'infection de la terre par l'animal était importante à connaître, puisqu'on peut espérer la diminuer, sinon la faire disparaître, à l'aide de certaines précautions.

« Jusqu'à ce qu'on ait démontré, d'une façon incontestable, quand et comment certaines terres deviennent tétanifères, on a autant raison, dit Verneuil, de soutenir la théorie animale que la théorie tellurique, à moins que l'on ne préfère, ce qui serait tout aussi rationnel, mais surtout plus pratique, mettre sur le pied d'égalité les deux principaux réceptables du microbe tétanigène. »

Un document curieux peut encore être cité au sujet de l'étiologie du tétanos, c'est la relation publiée dans les *Annales de l'Institut Pasteur* (novembre 1890), par le Dr Le Dantec, sur l'origine tellurique du poison des flèches (1) des naturels des Nou-

---

(1) Voici comment se préparent ces flèches : « On commence par faire, au moyen d'une pierre, une incision à un arbre appelé *dot*. Cette incision laisse échapper un suc laiteux, qui devient visqueux à l'air et dont on enduit la pointe de la flèche de guerre, un os humain effilé. Puis on plonge l'extrémité de la flèche ainsi préparée dans de l'humus pris au fond des trous des crabes dans les marais à palétuviers, et l'on fait sécher au soleil. »

Le Dr Le Dantec suppose, avec raison, que la terre des marais

velles-Hébrides. Il ressort clairement de cette étude, que le poison tue par son action tétanisante, et ne recèle très vraisemblablement point d'autre agent morbifique que le bacille de Nicolaïer.

Il s'est élevé quelques suspicions relatives à l'action spécifique dudit bacille. Flügge rapporte une observation dans laquelle la terre tétanigène ne présentait pas, dit-il, le microbe incriminé ; tandis que, dans une autre circonstance, un bacille en baguette de tambour, comme celui de Nicolaïer, isolé de la terre, ne déterminait rien autre chose que de la suppuration chez les animaux ; dans le pus, on retrouvait le même organisme (1). Mais nous nous hâterons d'ajouter que ce doute de Flügge venait, comme on le verra plus loin, de ce qu'il avait méconnu la deuxième forme, la forme linéaire, allongée, du bacille de Nicolaïer.

D'après les travaux de Sanchez-Toledo et Veillon (2), Rietsch, Prietsch, Sormani, etc., la terre est le lieu d'origine le plus commun du facteur tétanique. On peut le rencontrer hors du sol, où il est entraîné par les végétaux (foins, fourrages). Il serait fréquent dans les excréments des herbivores (cheval, bœuf) en bonne santé.

doit contenir le vibrion septique et le bacille du tétanos. La dessiccation au soleil et l'exposition à l'air tuant assez rapidement le vibrion septique, il ne reste donc que le bacille de Nicolaïer, qui, grâce à ses spores, peut résister des mois entiers. Le poison s'atténue cependant par le temps, car les vieilles flèches finissent par devenir inoffensives.

(1) *Zeitschrift f. Hygiene*, 1889, V, 3. — *Les bactéries*, Cornil et Babès; édition 1890.

(2) *Archives de médecine expérimentale*, novembre 1890.

(Comme le vibrion septique, son existence est surtout celle d'un saprophyte.) Après avoir traversé le tube digestif de ces animaux, il conserve sa virulence (1). Sur huit inoculations faites à des lapins, avec des crottins de six chevaux, le tétanos a été déterminé quatre fois (2).

Le résultat des expériences entreprises par les auteurs vient à l'appui de la théorie de Verneuil. C'est, sans doute, par les

(1) Le tétanos ne se contracte pas par les voies respiratoires, ni par les voies digestives, ce qui explique pourquoi les herbivores tétanisables restent indemnes tant qu'ils ne sont pas infectés par l'intermédiaire de plaies.

(2) Nous avons inoculé un très grand nombre de *cobayes* avec du jus de crottin ou de bouse de vache recueillis dans le rectum, et nous n'avons jamais déterminé que de la septicémie.

Pour démontrer la présence du bacille tétanique dans les excréments d'animaux *sains* (cheval, bœuf et autres herbivores), Sanchez-Toledo et Veillon ont pris le *lapin* comme réactif, parce qu'il est beaucoup moins sensible que le cobaye au vibrion septique, contenu aussi, et en grande abondance, dans les excréments des herbivores. Les déjections sortant du rectum étaient introduites (environ la grosseur d'une forte noix) dans une pochette pratiquée sous la peau du dos des lapins. Ces animaux mouraient, les uns de septicémie, au bout de 2 ou 3 jours ; les autres, en plus grand nombre, succombaient au bout de 5 ou 6 jours, avec tous les symptômes du tétanos. Le pus ou la sérosité de la plaie d'inoculation contenaient, à côté d'autres bactéries, le bacille de Nicolaïer sous ses différentes formes. Immédiatement après la mort, les formes sporulées sont moins nombreuses que les autres ; mais si on abandonne le cadavre à lui-même, à la température ordinaire, pendant 24 ou 36 heures, on voit le nombre des bacilles sporulés devenir de plus en plus considérable. Si on inocule ce pus à des animaux d'expériences, on leur donne un tétanos type, et l'on retrouve dans les plaies d'inoculation le bacille spécifique, mêlé, il est vrai, à d'autres organismes.

excréments si souvent tétanifères que l'infection se produit : la véritable origine du tétanos n'en est pas moins la terre, et non pas l'espèce équine.

Ce microbisme des herbivores provient des fourrages : il produit l'infection des excréments parce que les germes tétanigènes résistent aux sucs digestifs ; il amène aussi l'infection de la salive ou plutôt des produits buccaux. Alors s'expliquent les accidents tétaniques par les plaies ou de simples érosions de la muqueuse digestive, ceux qui surviennent à la suite des morsures du cheval, ceux qu'on a déterminés par des auto-inoculations de salive, ceux qu'on suppose spontanés ou d'origine *a frigore* parce que la voie de pénétration du virus a échappé à l'observateur, ceux causés par des coups de pied de cheval (le pied du cheval étant toujours souillé de crottin ou de terre), ceux occasionnés par la crasse du cheval appliquée sur des plaies, les apparitions si fréquentes du tétanos après la castration du cheval (les crottins pouvant très facilement polluer les plaies inguinales), etc. On comprend aussi pourquoi les terres labourées et *fumées* sont plus particulièrement douées du pouvoir tétanique. L'infection des fourrages explique encore les complications tétaniques survenues sur des blessés couchés sur des lits de paille, de foin, etc.

L'abondance du bacille de Nicolaïer dans les excréments soulève une autre question, font remarquer Sanchez-Toledo et Veillon : il faut se demander si les spores tétaniques ingérées par les animaux ne trouvent pas dans l'intérieur du tube digestif (où, comme l'on sait, l'oxygène fait absolument défaut) des conditions d'anaérobiose favorables à leur multiplication. Le tube digestif de l'animal non seulement ne détruit pas les spores ingérées, il pourrait constituer un véritable foyer de multiplication et de pullulation des bacilles du tétanos. Il en est peut-être de même chez l'homme, qui est plus ou moins végétarien. Ceci est à vérifier, et l'on saurait alors ce qu'il faut croire de certains cas de tétanos considérés comme spontanés.

b) Culture du bacille tétanique.

Kitasato, Sanchez-Toledo et Veillon, Chantemesse et Widal, Vaillard et Vincent ont réussi à isoler et à cultiver le bacille tétanigène. Voici, brièvement exposées, les méthodes de ces expérimentateurs :

1° En cultivant du pus tétanique sur du sérum coagulé ou sur de la gélose, à une température de 36 à 38°, Kitasato a obtenu, en vingt-quatre heures, une culture mélangée contenant, entre autres microbes, le bacille sporifère de Nicolaïer. Il l'a exposée alors, pendant cinquante minutes, dans un bain-marie chauffé à 80°. Les souris inoculées avec cette culture meurent de tétanos, ce qui prouverait que les spores, qui résistent seules au chauffage, sont celles du bacille tétanique (1). Les bacilles tétaniques ensemencés par piqûres dans l'agar, en couche profonde, se développèrent très bien. Pour favoriser la végétation du bacille du tétanos, l'auteur ajoute à la gélatine et à la gélose des substances réductrices, comme la glucose (1,50 ou 2 %), ou bien le sulfo-indigonate de soude (1 %₀₀), ou encore la teinture bleue de tournesol (5 c. c. %₀ de gélatine ou d'agar).

(1) Elles résistent à l'ébullition à 100° pendant plusieurs secondes (Chantemesse et Widal). La toxine tétanique produite dans la culture n'intervient pas dans l'expérience rapportée ci-dessus, attendu que, comme on le verra plus loin, il suffit d'un chauffage à 65° pendant vingt minutes pour détruire cette toxine.

2° A la suite de plusieurs cas de tétanos observés dans un service de clinique, Chantemesse et Widal ont recueilli des poussières prises un peu partout dans la salle des malades, et notamment dans les rainures du parquet. Ces dernières poussières, inoculées à des cobayes et à des souris par injection sous-cutanée, ont constamment produit le tétanos, et l'on remarquait, au milieu d'autres microgermes, de longs bacilles terminés par une petite sphère que le réactif colorait dans toute son épaisseur. La plaie s'accompagnait, à son pourtour, d'un exsudat séro-purulent qui, ensemencé dans un tube de sérum, puis inoculé, donnait le tétanos avec les mêmes bacilles dans les nouvelles plaies.

En procédant par dilutions successives, sur un grand nombre de tubes de sérum, Chantemesse et Widal sont parvenus à n'avoir, dans les derniers, qu'un très petit nombre de germes et, par la suite, des cultures pures du bacille de Nicolaïer (1). Mais avec ces cultures, ils ne purent donner le tétanos aux animaux. Y aurait-il dans leurs expériences une cause de méprise ? Sanchez-Toledo fait remarquer que le bacille isolé par les auteurs végétait à l'air libre et liquéfiait le sérum. Or, le bacille de Nicolaïer est anaérobie et ne liquéfie pas le sérum.

3° Vaillard et Vincent ensemencent le pus ou le produit tétanifère dans du bouillon de bœuf; ils le cultivent dans le vide à 38, 39°, et, au bout de cinq à six jours, ils prélèvent de ce bouillon impur — contenant, à côté de nombreux bacilles en

____

(1) *Congrès international d'hygiène et de démographie*, Paris, 1889, p. 471. Cornil et Babès, *Les Bactéries*, t. I, 1890.

épingle, d'autres microbes anaérobies également sporulés —
une petite quantité qu'ils soumettent, en vase clos, à la température de 100° au bain-marie pour la débarrasser des germes
étrangers au tétanos. La semence, mise en bouillon à nouveau,
est cultivée dans le vide, et cette opération, répétée deux ou
trois fois, donne une culture pure ou presque pure. Mais comme
celle-ci peut recéler en même temps le vibrion septique qui aurait
échappé à la première opération, c'est-à-dire à l'épreuve du
bain-marie à 100°, et un bacille pseudo-tétanique (1), les auteurs
emploient, en dernier lieu, la méthode d'isolement des anaérobies du Dr Roux (procédé de culture sur milieux solides), ou
celle, très simple, de Vignal (2).

(1) Ce bacille est un peu plus épais et plus mobile que le vrai
bacille tétanique ; son renflement n'est pas exactement terminal et
présente une forme plutôt ovoïde qu'arrondie; il n'est point pathogène pour les animaux. (Vaillard et Vincent, *Annales Pasteur*,
janvier 1891.)

(2) Dans un tube à essai, on fait bouillir de la gélatine nutritive;
après l'avoir laissée refroidir jusqu'à 25° environ dans un courant
d'hydrogène, on l'y ensemence, et quand une agitation convenable
a uniformément réparti les germes, on aspire la gélatine par la
pointe effilée d'un tube de verre de trois à quatre millimètres de
diamètre intérieur, préalablement stérilisé, et dont l'ouverture supérieure, fermée au coton, est munie d'un étranglement. On scelle
ensuite à la lampe les extrémités de ce tube.

Les microbes, exclusivement ou facultativement anaérobies,
se développent seuls en colonies isolées les unes des autres, et on les
recueille séparément en coupant le tube de verre après l'avoir lavé
au sublimé et à l'alcool absolu, puis séché au papier stérilisé.

L'ébullition de la gélatine et son refroidissement dans une atmos-

4° Voici, d'après Sanchez-Toledo et Veillon, comment s'effectue la séparation du bacille de Nicolaïer dans les différentes matières tétaniques (pus, terre, fourrages, excréments d'animaux) :

On chauffe les cultures impures sporulées provenant d'un premier ensemencement, à une température de 80°, 90°, pendant une heure, et l'on sème des traces dans des tubes de Roux pour cultures des anaérobies, pendant que la gélose ou la gélatine sont encore chaudes. On fait le vide, on scelle à la lampe, et l'on enroule la gélatine à la manière ordinaire. Les colonies qui se développent au bout de quelques jours sont principalement constituées par le bacille du foin, par le vibrion septique et par le bacille du tétanos, les seuls dont les spores aient pu résister à l'action de la chaleur. L'isolement se fait au moyen des antiseptiques auxquels le bacille de Nicolaïer résiste seul : le phénol et le sublimé. (Le phénol à 5 °/₀ ne détruit les spores de ce bacille qu'après dix heures d'immersion ; le sublimé au ¹/₁₀₀₀ après trois heures.)

La gélatine et le sérum du sang solidifiés, la gélose, les bouillons de bœuf, de veau, de cheval (légèrement alcalin) et de poule, contenant 2 °/₀ de glucose, se prêtent bien aux cultures du microbe

phère d'hydrogène ne l'ont pas complètement débarrassée de son oxygène ; il faut, pour cela, laisser barboter l'hydrogène dans la gélatine (Roux et Liborius), ou produire le vide à l'aide de la pompe à mercure sur la gélatine ensemencée, et faire repasser un courant d'hydrogène. (*Annales de l'Institut Pasteur*, 1887.)

2

et à l'étude de ses produits d'élaboration. Ces cultures conservent longtemps leur vitalité, même à la température ordinaire, à l'abri de l'air.

Les liquides organiques, tels que le sérum coagulé et le sang, conviennent moins à la pullulation des microgermes du tétanos ; mais il n'enlèvent rien de leur activité : au contraire, le sang frais du lapin, par exemple, leur donne une puissance près de dix fois supérieure aux cultures du bouillon.

Dans le bouillon, la végétation bacillaire s'opère entre 14° et 43° ; aux deux extrêmes, elle se ralentit. La température de 38°, 39° est la plus favorable : la sporulation est alors très active et atteint généralement son maximum du dixième au quinzième jour (des gaz acide carbonique et hydrocarboné s'échappent, et une odeur pénétrante, qu'on peut comparer à celle de la corne ou des poils brûlés, se dégage de la masse).

On n'obtient aucun résultat appréciable sur pomme de terre.

La succession des cultures ne modifie pas la virulence.

Veyl (1) a fait connaître que les cultures pures du bacille tétanique contiennent de grandes quantités d'acide phénique. (Cet acide ne serait sans doute pas le premier microbicide à recommander contre les agents tétanigènes.)

(1) Académie de Berlin, séance du 26 février 1890.

c) **Morphologie du bacille de Nicolaïer.**

La culture sur gélatine s'effectue rapidement, écrivent Vaillard et Vincent, et, du quatrième au sixième jour, les colonies se montrent comme de petites sphères nuageuses avec un point blanchâtre au milieu, et, à la périphérie, une auréole de fins rayons dont l'ensemble rappelle assez bien le mycélium des moisissures. Puis, du dixième au quinzième jour, la *liquéfaction* commence (1). A ce moment, les bacilles n'ont pas leur forme adulte : ce sont des bâtonnets isolés, réguliers, de longueur inégale (3 à 5 μ) et à bouts arrondis. Ils sont moins grands que le vibrion septique auquel ils ressemblent parfois, et ils se montrent animés comme lui de légers mouvements pendant la première période d'activité de la culture ; une fois que la spore apparaît, ces mouvements cessent. La motilité des bacilles est manifeste dans les cultures sur gélatine à 20°-22°, au bout de 4 à 5 jours. Pour s'en rendre compte, il faut faire une prise dans la culture, la placer dans une gouttelette de bouillon et avoir soin de bien appliquer la

____

(1) Sanchez-Toledo et Veillon font observer que dans la culture sur sérum, celui-ci se fend après 48 heures de séjour à l'étuve à 37°, par le développement de gaz ; mais qu'il n'est jamais liquéfié. Dans les très vieilles cultures, le sérum est fragmenté par la production de gaz, et le liquide exsudé, s'interposant dans les fentes, peut donner la fausse impression d'une liquéfaction très lente du milieu.

lamelle sur la lame, et même de border à la paraffine, pour mettre les bacilles à l'abri du contact de l'air. En chauffant légèrement la lame, les mouvements propres s'accentuent.

Complètement développé, le bacille de Nicolaïer se présente sous forme de bâtonnets grêles, en général courts, portant à une extrémité une petite sphère arrondie — une spore — de diamètre deux à quatre fois plus large que le corps même du bacille, exactement terminale et d'un éclat brillant ; l'ensemble a bien la forme d'une épingle (Vaillard et Vincent).

Quelquefois, cependant, font remarquer Sanchez-Toledo et Veillon, on trouve une spore au milieu d'un bacille ou à une petite distance de l'une des extrémités. Souvent aussi, on voit des bacilles très courts qui semblent constitués presque exclusivement par la spore. Ce sont des formes qui abondent dans les cultures anciennes ; en effet, le corps du bacille en vieillissant devient de plus en plus mince, il paraît s'étrangler et se fragmenter ; il n'est plus homogène et ne prend plus ou ne prend qu'irrégulièrement les matières colorantes. Dans les très vieilles cultures, on ne voit plus que des spores. Plus rarement, certains bacilles présentent une spore à chaque extrémité et ressemblent à un haltère. D'autres bacilles sont très volumineux, plus épais, et quelques-uns possèdent un renflement piriforme assez gros qui est situé soit à une extrémité, soit au milieu du bacille. Il est probable que ce renflement n'est pas une spore, car il se colore bien ; mais qu'on a affaire à une forme d'involution.

Si on examine au microscope le pus de la plaie d'un tétanique, on distingue, ajoutent Sanchez-Toledo et Veillon, des bacilles droits, fins, un peu plus longs et aussi minces que ceux de la septicémie de la souris de Koch ; on trouve également des formes plus longues, presque filamenteuses. Ces bacilles sont doués de mouvements propres, lents et flexueux, qui rappellent les mouvements des vibrions septiques de Pasteur, mais ils sont beaucoup plus rapides. On aperçoit encore des bacilles droits, munis à l'une des extrémités d'une spore terminale réfringente, qui paraissent immobiles.

Ce sont là les seules formes du bacille qu'on rencontre dans la plaie des animaux tétaniques.

d) Biologie.

Ce bacille est *anaérobie* et croît particulièrement bien dans une atmosphère d'hydrogène. On peut toutefois obtenir des cultures dans un vide relatif ou encore en vase ouvert, dans des milieux profonds, quand l'accès de l'air se fait par une ouverture effilée.

Belfanti et Pescarolo, partant d'une culture *anaérobie* très virulente, affirment avoir obtenu des cultures *aérobies* aussi virulentes; ils en concluent que le bacille de Nicolaïer pourrait être aérobie ou anaérobie, selon les conditions dans lesquelles il se développe. Dans la vie aérobie, il prendrait des formes très différentes, depuis celle d'un bâtonnet très court et arrondi, jusqu'à celle d'une baguette de tambour. La virulence du bacille pourrait, suivant les cas, diminuer ou s'accroître ; elle paraîtrait en raison directe de l'odeur de putréfaction que dégagent les cultures. Enfin, suivant les auteurs italiens, on pourrait rendre la virulence à une culture inactive en la plaçant dans une atmosphère d'hydrogène. — Jamais Sanchez-Toledo et Veillon n'ont pu, par les procédés de Belfanti et Pescarolo, avoir des cultures pures du bacille tétanique : «Si on obtient, disent-ils, aussi facilement des cultures impures en présence de l'air, c'est probablement parce que les autres bactéries aérobies, qui se développent concur-

remment, absorbent l'oxygène ; cette hypothèse est d'autant plus
vraisemblable que, dans ces cultures impures, le bacille du tétanos se développe surtout au fond du tube, l'oxygène ayant été
absorbé par les microbes aérobies qui se cultivent à la surface. »

c) Coloration.

Le bacille du tétanos se colore assez bien par les différentes couleurs d'aniline (solution alcoolique de bleu de méthylène, fuschine, violet de gentiane, violet 6 B, etc.); on emploie les procédés habituels : la culture est étendue en couche mince sur une lamelle, on laisse sécher, on passe la lamelle dans la flamme d'une lampe, et l'on colore dans un bain d'une solution hydro-alcoolique. On monte dans le baume. Très souvent le bacille se colore mal ou se décolore au bout de quelques jours ; à l'état vivant, il prend mieux la couleur. On obtient une coloration stable par la méthode de Gram. Pour la coloration des spores, Sanchez-Toledo et Veillon recommandent la méthode d'Erlich ou celle de Ziehl.

La coloration de Ziehl s'applique surtout à la tuberculose :
A. Pour colorer les bacilles de la tuberculose, on met les coupes pendant une demi-heure dans la solution suivante :

Fuschine.....................	1 gramme,
Acide phénique..............	5 grammes,
Alcool absolu................	10 cent. cub.
Eau..........................	100 grammes.

Après quoi, on les lave dans une solution d'acide acétique à 1 %. On décolore par l'alcool, on éclaircit dans l'essence de girofle et on monte dans le baume.

B. Ziehl emploie aussi, pour la coloration des bacilles de la tuberculose, un liquide composé de :

> Acide phénique.............. 3 grammes,
> Alcool..................... 5 grammes,
> Eau........................ 100 grammes,

auquel on ajoute une solution alcoolique de rubine.

On laisse pendant une heure les lamelles dans le bain colorant, et les coupes pendant douze heures.

Après la coloration, on emploie, pour décolorer, l'acide chlorhydrique à $1/20$; on laisse à peine les lamelles quelques secondes dans cette solution; on lave à l'eau; puis on achève la décoloration par l'alcool absolu.

On peut, si l'on veut, faire une double coloration avec le bleu de méthylène, ét monter dans le baume.

Le liquide de Ziehl a sur celui de Erlich un avantage considérable, c'est de ne pas s'altérer en vieillissant; les solutions à l'acide phénique peuvent être employées quatre à cinq mois après qu'elles ont été faites; celles à l'aniline demandent à être renouvelées presque chaque semaine, ce qui entraine une notable perte de temps.

f) Résistance aux causes de destruction.

Les auteurs ne sont pas complètement d'accord sur tous les points de cette question.

Les spores supportent la température de 80° pendant six heures, et celle de 90° pendant une heure; elles sont tuées après cinq à huit minutes de chauffage dans la vapeur d'eau. Un quart d'heure de séjour dans la vapeur d'eau saturée à 100°, et cinq minutes dans l'autoclave à 115° suffisent pour tuer ces spores (Sanchez-Toledo et Veillon). Suivant Kitasato, elles conservent leur virulence, une fois desséchées, pendant de   à l'air libre, dans de la terre abritée de la lumière. Sanchez-Toledo et Veillon ont conservé pendant sept mois une terre chargée de spores; exposée à la sécheresse à l'air, à la lumière diffuse, elle s'est toujours montrée très virulente.

La concurrence des autres microbes ne détruit pas le bacille du tétanos. L'orteil d'un malade tétanique, placé sous une cloche et abandonné à une putréfaction complète, s'est montré virulent après plus de cinq mois. Selon Tizzoni, le bacille de Nicolaïer résisterait longtemps à la putréfaction et trouverait dans l'eau des conditions propices pour vivre. Les sécrétions et l'exsudat desséché des plaies, recueillis sur des sujets tétaniques, ont gardé leur virulence pendant plus de quatre mois. Vaillard et Vincent ont constaté que, contrairement aux observations de Sanchez-Toledo et

Veillon, les spores se sont montrées très sensibles, en présence de l'air, à l'action de la lumière diffuse ou de la radiation solaire. Chantemesse et Widal font connaître également qu'une terre tétanique perd rapidement ses propriétés lorsqu'on la laisse exposée à l'air, en couche mince, pendant vingt-quatre heures. Même sans lumière, l'air exerce une action suffisamment active pour qu'on n'obtienne, après ensemencement, que des cultures presque complètement asporogènes. C'est pourquoi, à la surface de la terre, les germes se modifient considérablement, au point de devenir quelquefois inertes; mais, situés plus ou moins profondément, ils se trouvent, en général, dans des conditions favorables à une longue conservation.

g) Inoculation aux animaux.

La souris blanche, le rat, le cobaye, le lapin, le chien (1), le pigeon et la poule sont, par ordre décroissant, sensibles au tétanos ; il faut des doses très fortes pour tuer cette dernière.

Le lieu d'inoculation est variable : la peau, le tissu conjonctif sous-cutané, les muscles, le péritoine, les veines, l'arachnoïde. Les voies les plus sûres sont le tissu connectif hypodermique, les muscles et l'arachnoïde.

Malgré le caractère exclusivement anaérobie du microbe, les

(1) Le chien, qu'on avait cru réfractaire au tétanos, n'en est pas à l'abri ; mais les exemples sont peu fréquents, et il fallait faire œuvre d'érudition pour les rechercher. C'est à tort que Veyl, en présentant, à la Société de médecine de Berlin (séance du 5 février 1890), un chien rendu tétanique (par injection d'une émulsion préparée avec du bouillon et un morceau d'agar où cultivaient des bacilles purs isolés par Kitasato), a annoncé que son expérience détruisait cette croyance à l'immunité du chien contre le tétanos. Or, cette affection a été constatée sur les chiens par Hering, Hertwig, Robinson, Konhauser, Warnesson (Hurtrel d'Arboval, édit. 1877, 3e vol., p. 561), Debeaux, Spinola, Friedberger, Wulf, Claverie, Trasbot, Cadiot *(Pathologie* de Friedberger et Fröhner).

Pour confirmer les assertions de nos devanciers, nous rapporterons que le professeur Labat, de Toulouse, nous a dit avoir observé plusieurs cas de tétanos chez le chien, et particulièrement sur les chiens de berger. Il a même fait faire une aquarelle qui représente un de ces malades.

expérimentateurs ont réussi à donner le tétanos aux animaux (lapin, chien), par l'injection, dans les veines, de la culture pure du bacille. Dans ces expériences, la petite quantité de toxine injectée avec les bacilles est considérée comme négligeable.

On sait que le bacille de Nicolaïer ne pénètre que par effraction. La peau et les muqueuses saines ne se laissent pas traverser par ce bacille. On peut frotter impunément la peau de cobayes, soigneusement rasée, avec un tampon imprégné de cultures pures et très virulentes. De même, on peut nourrir des rats, des cobayes, des lapins, pendant plusieurs semaines, avec des aliments arrosés des mêmes cultures. Quelques gouttes introduites dans le nez, la trachée, ou déposées sur la conjonctive, restent sans effet. Des érosions superficielles, arrosées de cultures n'offrent pas assez de prise : l'accès de l'air gênant le développement du microbe anaérobie. Au contraire, la simple piqûre profonde d'une aiguille, trempée dans la culture, donne sûrement la maladie tétanique. Mais, bien qu'au contact de l'air, *l'anfractuosité* d'une plaie (comme celle qui résulte de l'excision d'un pli de la peau, par exemple) devient une condition favorable et suffisante d'infection. Le tétanos peut ainsi apparaître — et cela se note fréquemment — après la cicatrisation de la plaie. Sanchez-Toledo et Veillon l'ont vu éclater après six jours : la cicatrice contenait le bacille de Nicolaïer.

Beumer affirme que l'inoculation ne réussirait qu'aux plaies *fraîches* : pratiquée aux traumatismes suppurants, entièrement récouverts de bourgeons charnus, elle resterait invariablement stérile, Cette donnée nous paraît un peu en contradiction avec celles du mécanisme dé l'infection tétanique, qui ont mis nettement en évidence le rôle auxiliaire des microbes adventices (théorie de Vaillart et Vincent). L'auteur ne tient peut-être pas assez compte, dans ses expériences, de l'action dysgénésique de l'air auquel les plaies étaient exposées.

Le tétanos produit par les cultures pures se manifeste en premier lieu dans les parties les plus voisines du point d'inoculation, et il s'étend de là, par rayonnement, aux autres régions ; il gagne d'emblée tout le corps si l'injection a été pratiquée dans le péritoine ou les veines.

La marche de l'infection est rapide ou lente, aiguë ou chronique, suivant la résistance des espèces, l'activité des cultures et la dose injectée. La durée de l'incubation est en rapport avec celle de la maladie, dont elle présage la terminaison : ainsi, une incubation de quatre à cinq jours chez le cobaye, ou de huit jours chez le lapin, aboutit généralement à une forme chronique et de là à la guérison.

A l'autopsie, si le point d'inoculation d'une culture pure a été la peau, on peut voir un léger œdème bien délimité du tissu conjonctif sous-cutané ou encore un peu d'hypérémie ; si le lieu d'élection a été le péritoine, on observe parfois des traces d'exsudation sanguinolente. Il arrive encore assez souvent qu'avec les cultures pures on ne trouve rien ou presque rien au point d'inoculation. (Ainsi peuvent s'expliquer les cas de tétanos soi-disant spontané ou médical.) Le bacille du tétanos n'est pas pyogène, et la suppuration des plaies est due aux microbes habituels de ce processus.

D'après Veyl, les bacilles de Nicolaïer inoculés sans liquide de culture (comme ceux pris sur l'agar) déterminent un tétanos moins foudroyant que ceux inoculés avec du bouillon. L'activité plus grande de ce bouillon est due à ce qu'il contient, outre le bacille nocif, des produits toxiques que ne renferme pas la culture sur agar, ou que celle-ci possède en plus petite quantité, — car Vaillard et Vincent affirment que c'est cette toxine seule qui produit les accidents tétaniques lorsqu'on emploie des cultures pures.

On ne peut transporter le virus du tétanos en série ininterrompue d'un animal à un autre. Trasbot a vu la transmission du cheval au cheval échouer au delà de trois, souvent deux fois, même une seule. De même, chez l'homme, les accidents épidémiques ne sont pas de longue durée, sans doute à cause d'une diminution rapide de la virulence par l'action des causes extérieures, air, lumière, chaleur, etc... (Nous avons dit qu'une terre tétanique perd vite ses propriétés si on la laisse exposée à l'air, en couche mince, pendant vingt-quatre heures.)

De lapin à lapin, la virulence augmente (Shakespeare, Dor), tandis qu'elle diminue rapidement de rat blanc à rat blanc (Dor).

h) **Lieux d'élection du bacille.**

Dans le tétanos expérimental, le bacille ou ses spores se retrouve très rarement et presque isolément au pourtour du point de pénétration ; mais les tissus de cette petite région employés pour des ensemencements donnent presque toujours cependant des cultures spécifiques.

Vaillard et Vincent, par ce dernier procédé (l'ensemencement des tissus), ont souvent découvert le bacille dans la moelle osseuse, le foie, la rate, le cerveau ; mais seulement quand l'inoculation avait eu lieu dans les veines ou le péritoine, et jamais lorsqu'elle avait été effectuée dans le tissu conjonctif.

Par l'inoculation sous-cutanée, Sanchez-Toledo et Veillon n'ont rencontré que trois fois, dans plus de vingt expériences, les viscères habités par le bacille *immédiatement après la mort.* Lorsqu'on emploie du sang ou des organes prélevés, après un temps plus ou moins long, sur les cadavres d'animaux tétaniques, on réussit très fréquemment à donner le tétanos aux sujets inoculés. Les résultats positifs de ces inoculations sont d'autant plus nombreux que les matières inoculées proviennent d'animaux morts depuis plus de temps.

Ceci montre que, pendant la vie, le bacille ne peut pulluler dans le sang, sans doute à cause de la présence de l'oxygène, faiblement lié à l'hémoglobine ; mais après la mort, la petite réserve de l'oxygène du sang ne se renouvelant plus par la res-

piration disparaît, et le liquide hématique offre par conséquent
toutes les conditions requises d'anaérobiose. A ce moment, les
quelques rares bacilles qui avaient passé dans le sang lors de
l'agonie s'y développent et s'y cultivent, ainsi que dans différents
organes (foie, rate, moelle épinière, etc.) qui peuvent devenir
alors virulifères (S.-T. et V.) (1). On sait qu'il en est de même
du vibrion septique de Pasteur.

Le bacille de Nicolaïer se retrouverait également dans le
liquide céphalo-rachidien et même dans la substance cérébrale.
C'est, du moins, ce qui paraît ressortir de la communication
suivante, faite par Dor à la Société de biologie, en 1890, et
ayant pour titre : *Sur un procédé de recherche expérimentale rapide du bacille du tétanos et sur la présence de ce
bacille dans le liquide céphalo-rachidien.*

L'idée de faire du tétanos une maladie cérébro-spinale n'est
pas nouvelle, fait remarquer Dor ; mais, jusqu'à ce jour, les auteurs

(1) Pour démontrer que les bacilles n'envahissent le sang et les
organes que dans les derniers moments, Sanchez-Toledo et Veillon
inoculent des rats blancs au bout de la queue, qu'ils amputent à
chacun d'heure en heure, jusqu'à la vingtième après l'inoculation.
Les rats meurent tous *d'intoxication* tétanique entre un et trois jours,
ceux amputés le plus tardivement succombant les premiers. Douze
à vingt-quatre heures après la mort, on inocule des animaux neufs
sous la peau avec les organes et le sang du cœur des cadavres, et on
n'obtient de résultats positifs qu'avec les produits provenant des
sujets dont la queue a été coupée 15 à 20 heures après l'inoculation,
c'est-à-dire quelques heures avant la mort. En examinant la plaie
des rats neufs inoculés, on y retrouvait des bacilles de Nicolaïer.

n'ont jamais pu mettre en évidence le bacille de Nicolaïer ni dans le bulbe ni dans la moelle des tétaniques. Seul, Shakespeare a fait, au Congrès de Washington (1887), une communication de laquelle il résulte que la moelle et le bulbe de chevaux et de mulets ayant succombé au tétanos, se montrèrent virulents pour les lapins ; mais comme ces derniers mouraient en 24 heures sans présenter de véritables convulsions tétaniques, on a pu contester la valeur de ces expériences.

Dor a fait, dans le laboratoire de Léon Tripier, quelques expériences qui lui semblent de nature à jeter un jour nouveau sur cette question. Il a constaté, sans avoir à ce moment connaissance du travail de Shakespeare, que les lapins inoculés par trépanation succombent en 24 heures sans présenter d'autres symptômes qu'une anxiété respiratoire extrême dans les deux dernières heures, et un peu d'opisthotonos de la nuque. Les rats blancs meurent en 30 heures environ.

La moelle et le bulbe des lapins autopsiés immédiatement après leur mort se sont montrés virulents.

En présence de ces faits, Dor a pensé qu'ils ne pourraient avoir d'importance que s'il arrivait à donner aux lapins et aux rats blancs de véritables symptômes tétaniques, car on pouvait contester que l'affection qui emportait ses animaux fût réellement le tétanos. Il songea à atténuer la virulence du bacille, espérant amener la mort des animaux plus lentement et donner ainsi aux microbes le temps de sécréter des alcaloïdes tétanigènes. Arloing lui conseilla d'avoir recours à la chaleur, et lui indiqua comment il devait procéder pour réaliser son expérience. L'auteur prit le cerveau des lapins morts en 24 heures et le porta dans de l'eau préalablement stérilisée, chauffée à des températures variables. Il nota d'abord que la température de 56°, pendant 10 minutes, enlève au cerveau toutes ses propriétés virulentes pour le lapin, le cobaye et le rat blanc.

La température de 60°, pendant 5 minutes, se montra insuffisante pour atténuer la virulence vis-à-vis du lapin, qui succomba en 24 heures, comme s'il était inoculé avec un cerveau non chauffé ; mais cette température de 60°, pendant 5 minutes, suffit pour atténuer la virulence du cerveau tétanique vis-à-vis du rat blanc, lequel, au lieu de succomber en 30 heures, meurt en 5 ou 6 jours, en présentant les symptômes du tétanos le mieux caractérisé.

Enfin, la température de 62°, pendant 10 minutes, a modifié la virulence d'un cerveau tétanique, de telle sorte que les lapins inoculés offrirent un tétanos caractérisé par tous les symptômes de cette maladie : trismus, opisthotonos, hyperexcitabilité, etc. A cette même température, le cerveau d'un lapin tétanique ne communique plus au rat blanc qu'un malaise très passager ; mais il tue encore le cobaye en 24 heures (1).

Toutes ces expériences ont eu pour point de départ un cas de tétanos consécutif à une fracture du crâne, qu'Ollier essaya d'amender par une trépanation, ce qui permit à Dor de recueillir, pendant la vie du malade, le liquide céphalo-rachidien qui s'écoula au moment de l'opération. Elles établissent, par conséquent, ce fait que le liquide céphalo-rachidien, pendant la vie, peut contenir

(1) Si, après l'action d'une température de 62°, pendant 10 minutes, on donne encore un tétanos aigu au lapin, et qu'on tue le cobaye, on s'explique mal comment une température de 56°, pendant le même temps, enlève au cerveau — Dor le dit plus haut — sa nocivité vis-à-vis du lapin et du cobaye.

le bacille de Nicolaïer. — Une particularité notable, c'est qu'à l'autopsie de ce même malade, 30 heures après la mort, on n'a plus retrouvé le bacille ni dans le liquide céphalo-rachidien ni dans le bulbe ni dans la moelle ; il ne se rencontrait plus que dans un petit foyer hémorragique du volume d'un grain de riz, situé dans la substance grise, au voisinage de la fracture.

De là à conclure que le bacille existe pendant la vie dans la moelle, le bulbe et le liquide céphalo-rachidien, et qu'il disparaît ou au moins perd sa virulence après la mort, il n'y a qu'un pas, écrit Dor. Voici comment cet expérimentateur a entrepris de vérifier son hypothèse. Il a inoculé deux lapins, le même jour, avec le même virus ; ils moururent tous deux en 24 heures. On fit l'autopsie de l'un des lapins une demi-heure après la mort, et celle de l'autre au bout de trois jours. Or, on a pu communiquer le tétanos avec le bulbe et la moelle du premier lapin, et on n'a déterminé que de la suppuration et de la septicémie avec le bulbe et la moelle du second. Ce fait paraît en contradiction avec l'expérience de Shakespeare, qui a encore produit le tétanos sur des lapins avec des moelles desséchées pendant plus de 15 jours selon la méthode Pasteur. Mais la contradiction n'est qu'apparente, puisque les déterminismes expérimentaux ne sont pas identiques.

Voici les conclusions que l'auteur tire de ses expériences :

1º L'inoculation dans la substance cérébrale d'un lapin (comme pour le virus rabique) est un procédé rapide et excellent pour déceler la présence du bacille tétanique. Le lapin succombe en 24 heures ; il suffit alors d'enlever son cerveau, de le porter à 62º pendant 10 minutes (afin de détruire la toxine) et de faire une inoculation à un second lapin pour voir celui-ci prendre un tétanos absolument caractérisé.

2° Le liquide céphalo-rachidien recueilli pendant la vie sur un malade trépané contenait le bacille de Nicolaïer (1).

3° Ce liquide, pris soit au même point, soit dans le quatrième ventricule, à l'autopsie faite 30 heures après la mort, ne recélait plus ledit bacille.

4° Le bulbe et la moelle des lapins autopsiés immédiatement après leur mort communiquent le tétanos.

(1) On voit que Dor paraît tirer, des expériences qu'il a instituées, des déductions un peu contraires à la donnée formulée par la plupart des expérimentateurs, donnée établissant que le bacille reste généralement cantonné dans la plaie qui est le point de départ de la maladie, et qu'il ne parvient qu'exceptionnellement dans les tissus éloignés du lieu où il s'est primitivement développé. Mais, pour infirmer cette donnée, il fallait procéder autrement que Dor, font observer avec raison Schnell et Bossano : il fallait montrer qu'en faisant des inoculations avec la substance cérébro-spinale prise chez un sujet mort tétanique à la suite d'une plaie siégeant dans un point *éloigné des centres nerveux*, on déterminait le tétanos chez les animaux d'expériences, et que les centres nerveux de ces animaux ainsi inoculés — sous la peau, *mais non par trépanation* — renfermaient les bacilles tétanigènes. Telles ne sont pas, ajoutent Schnell et Bossano, les conditions dans lesquelles ont été faites les expériences de Dor ; le liquide céphalo-rachidien employé dans ses recherches provenait d'un homme devenu tétanique à la suite d'une fracture du crâne, et les inoculations ont toujours été pratiquées dans la substance cérébrale. Le liquide céphalo-rachidien de l'homme et le cerveau des animaux ont très bien pu acquérir leurs propriétés tétanisantes, non pas par suite d'une infection générale, mais bien parce que le traumatisme (accidentel chez l'homme, expérimental chez les animaux) avait mis ces milieux *directement* en contact avec le bacille de Nicolaïer. « On peut très bien admettre *a priori*, concluent Schnell et Bossano, que le liquide céphalo-rachidien de l'homme a pu être primitivement contaminé par la plaie de la tête et qu'il a infecté ensuite les centres nerveux qu'il recouvrait. »

5° Enfin, Dor croit, sans pouvoir cependant encore l'affirmer, que le bulbe et la moelle des lapins autopsiés trois jours après leur mort, ne peuvent plus transmettre la maladie en question.

Vaillard et Vincent ont constaté ce fait, en opposition avec la biologie de la plupart des microbes pathogènes, que le bacille du tétanos ne se développe pas durant la vie dans l'humeur aqueuse (1) d'animaux sensibles à la maladie. Les auteurs affirment, en outre, bien que Sanchez-Toledo et Veillon aient observé le contraire (2), que, dans les expériences *avec les cultures pures*, loin de se multiplier, le bacille disparaît rapidement de la région infectée et qu'il ne végète pas dans le sang ni dans les viscères. En aucun cas, le sang n'a paru contenir le bacille du tétanos (3).

(1) Sanchez-Toledo et Veillon disent cependant avoir inoculé le tétanos dans la chambre antérieure de l'œil. Ce milieu est normalement dépourvu de cellules, et la phago... se n'y est par conséquent possible que par la diapédèse.

(2) Sanchez-Toledo et Veillon ont découvert au point d'inoculation *de cultures pures* la présence du bacille du tétanos, visible au microscope et dévoilé par la culture et par l'inoculation avant et après la mort du sujet. Ce bacille existerait à l'état de pureté dans la plaie, sans qu'une symbiose bactérienne soit nécessaire à son développement. Suivant Kitasato, ce développement est peu abondant, et les microbes cessent d'être visibles après huit à dix heures.

Vaillard et Vincent pensent que la période de culture doit être très fugace, si tant est qu'elle existe, tout au moins quand on expérimente avec des cultures pures.

(3) Sanchez-Toledo et Veillon ont constaté une seule fois, et encore sur un animal tétanique mourant, le passage des bacilles dans

La dissémination du microbe dans l'organisme n'est donc pas un fait constant, elle dépend du mode expérimental, et le nombre des bacilles, loin d'augmenter, peut diminuer au point d'inoculation, de telle façon que le microscope seul est impuissant à les déceler. Les produits recueillis après la mort ne sont conséquemment pas toujours inoculables.

Comparés au tétanos déterminé par les cultures pures, le tétanos dit spontané et celui provoqué par l'inoculation de la terre présentent cette différence que le microbe pullule dans la plaie et que le pus ou les produits tétaniques peuvent, par inoculation, donner deux ou trois passages successifs.

la circulation générale. Ceux-ci restent massés dans les tissus qui entourent les plaies d'inoculation; l'envahissement du sang est faible, tardif et exceptionnel.

i) Toxines du bacille tétanique.

La disparition rapide des bacilles de la plaie et leur absence dans l'organisme, ont conduit à penser qu'ils sécrètent, dans le foyer si restreint de leur culture, une toxine très violente, qui se répand dans toute l'économie et agit dans le sens de la strychnine. Brieger était déjà parvenu (1887) à retirer des bouillons où cultivait le bacille de Nicolaïer avec d'autres organismes, quatre alcaloïdes différant soit par leur composition, soit par leurs propriétés physiologiques ; il les a appelés *tétanine, hydrotétanine, tétanotoxine et spasmotoxine.* Avec eux étaient associées deux ptomaïnes de la putréfaction, la cadavérine et la putrescine. La *tétanine,* dont la formule est, dit Arloing, $C^{13} H^{30} Az^2 O^4$ (1), semble avoir des rapports directs avec la pathogénie du tétanos, car elle détermine chez les animaux des accidents tétaniformes très accusés. Cette substance cristallise en aiguilles, elle n'est pas attaquée par les alcalis, mais les acides la détruisent. *L'hydrotétanine* ne s'obtient qu'en très petite quantité, elle cristallise par l'évaporation de la lessive de platine sous forme de petites aiguilles qui commencent à se décomposer à 250°, mais qui ne sont pas détruites par une température de 200°. Ce produit détermine

---

(1) La strychnine, dont l'action est comparable, a pour formule : $C^{42} H^{22} Az^2 O^4$.

un tétanos typique et provoque, en outre, une exagération des sécrétions salivaire et lacrymale. La *tétanotoxine* (C^5 H^{11} Az) est un poison moins violent que la tétanine ; deux à trois décigrammes de son chlorure donnent un tétanos mortel à la souris. La *spasmotoxine* possède surtout des propriétés convulsivantes.

Verhoogen et Baërt ont obtenu un chloro-platinate, puis un chlorhydrate complexe renfermant les diverses toxines de Brieger et dont l'injection cause un tétanos typique. Comparant les effets de cet alcaloïde avec ceux du sulfate de strychnine, ils ont établi que l'action de ce dernier est le double de celle de l'autre.

Tizzoni et Cattani ont pu retirer une substance très active de leur culture en gélatine par le procédé suivant : les cultures filtrées et dialysées, puis séchées dans le vide, abandonnaient un précipité qui, repris à son tour par l'eau, dialysé avec du sulfate d'ammoniaque et séché dans le vide, formait un dépôt d'apparence cristalline, de couleur d'or, dont les effets, avec une dose très faible, étaient les mêmes que ceux des cultures filtrées par le filtre Chamberland. Ce corps perdrait sa toxicité sous l'influence des acides minéraux concentrés.

En outre, les cultures employées par les auteurs italiens renfermeraient un ferment peptique qui liquéfie la gélatine, digère la fibrine et ne se montre actif qu'en solutions alcalines.

Les ptomaïnes ne se forment pas également bien dans les conditions variées où peuvent se faire les cultures. La nature du milieu nutritif exerce une grande influence sur leur développement : ainsi, la tétanotoxine se montre de préférence dans les

cultures sur de la viande ou de la substance nerveuse de cheval ;
la spasmotoxine se développe fort bien dans le lait. L'influence
de la chaleur est considérable, fait remarquer Arloing dans son
beau livre sur *Les virus* (p. 118) : en effet, si la température
des cultures dépasse 37°,5, toutes les ptomaïnes du microbe du
tétanos disparaissent et sont remplacées par de l'ammoniaque. —
On peut alors supposer, dit Colin (1), que la nature se sert de
la fièvre pour décomposer les produits bactériens et prévenir
leur action funeste.

Les cultures les plus riches en bacilles, celles faites dans les milieux les plus nutritifs, ne produisent pas la toxine la plus active ;
les meilleures sont celles qu'on obtient avec un bouillon de
bœuf ou de poule préparé avec une partie de viande et deux parties
d'eau , avec le sang en nature ou le sérum frais, et surtout avec
un bouillon saturé et déjà épuisé par une ou deux cultures, mais
que l'on ravive en ajoutant un peu de bouillon frais : une nouvelle végétation microbienne s'y développe encore et renforce de
toute la puissance de sa toxine les apports des microbes précédents.
Avec cet artifice, la dose toxique est presque décuplée au lieu
d'être doublée ou triplée.

(1) *Thèse de Paris*, 1888.

) Nature du poison tétanique.

Quelle est maintenant la nature du poison tétanique? Est-ce une ptomaïne ou une diastase analogue à celle que Roux et Yersin ont signalée dans la diphtérie? Vaillard et Vincent pensent que les ptomaïnes trouvées par Brieger, Weyl et Kitasato n'ont rien de commun avec le véritable poison tétanique. Ils en donnent la raison dans l'écart existant entre la dose mortelle infinitésimale de la toxine, et celle relativement considérable des autres produits qu'il faut injecter pour arriver à un résultat semblable, mais non identique, comme symptômes, à celui du tétanos.

Knud Faber, s'inspirant des travaux de Roux et Yersin, a établi : 1° que le poison tétanique se comporte comme les venins, c'est-à-dire qu'il est sans effet sur les voies digestives ; qu'un chauffage à 65° le détruit ; et 2° que l'ensemble de ses propriétés le rapproche des enzymes ou ferments inorganisés.

De nouvelles recherches ont conduit Brieger et Fränkel à assimiler le poison tétanique — qu'ils appellent *toxalbumine* — aux matières albuminoïdes. C'est, d'ailleurs, l'albumine organique qui, sous l'influence des bacilles, éprouve une série de transformations et engendre des toxines douées de propriétés comparables à celle de la strychnine. — On sait que les effets du poison tétanique se limitent au système neuro-musculaire. — Tizzoni et Cattani, sans avoir pu isoler complètement ce poison, ont également reconnu sa nature diastasique et son analogie avec les zymases ou ferments solubles. Ces auteurs sont arrivés aussi à cette conclusion que l'élément antitoxique qui existe dans le sérum d'un chien rendu réfractaire au tétanos est une substance protéide alliée à des ferments. Cette substance, détruisant à la fois le bacille de Nicolaïer et sa toxine tétanisante, devrait être classée dans le groupe des *myco-toxo-phylaxines* (1).

Le liquide des cultures, filtré et évaporé dans le vide à la température ordinaire, sur l'acide sulfurique, abandonne un résidu brun, odorant, très toxique. L'alcool à 90° en dissout une petite partie qui n'a pas d'action nocive. L'autre partie forme, après dessiccation, un résidu ambré, très soluble dans l'eau et qui donne au cobaye un tétanos typique et mortel. Suivant Vaillard et Vincent, ce résidu serait probablement constitué par une diastase et une toxine.

(1) Le Dr Hankin (de Cambridge) divise les protéides en deux catégories : celles qui existent normalement chez les animaux et celles qui se forment chez les sujets réfractaires artificiellement. Cet auteur propose d'appeler les premières « *sozines* », et les secondes « *phylaxines* ». Chacune de ces deux catégories peut, à son tour, être subdivisée en plusieurs groupes : c'est ainsi qu'on peut différencier les substances qui agissent sur le microbe lui-même, de celles qui n'ont d'action que sur la toxine microbienne. Les premières seront les « *myco-sozines* » et les « *myco-phylaxines* », les secondes les « *toxo-sozines* » et les « *toxo-phylaxines* ». (*Congrès international d'hygiène et de démographie*, Londres, 1891.)

Conservée en vase clos, à l'abri de l'air et de la lumière solaire, la matière toxique garde toute sa puissance : ces deux influences réunies — air et lumière — lui font perdre lentement de son activité. La lumière solaire et diffuse agissant seule ne détermine pas une atténuation notable.

À ces caractères communs avec le poison diphtérique et les diastases, il faut joindre ceux-ci :

α) Pouvoir dialysant du résidu très long à s'opérer ; β) faculté d'adhérer aux précipités de phosphate de chaux et d'alumine, sans rien perdre de son activité, et en gardant une résistance plus grande à l'action des agents cosmiques ; γ) atténuation, puis destruction par une température peu élevée (à 65°, en vase clos, la toxine est inactive après 30 minutes).

L'action diastasique du liquide de culture filtré est mise en évidence par la liquéfaction de la gélatine (1). Cette liquéfaction s'opère rapidement à la température de 37° ; le milieu nutritif garde sa limpidité et sa transparence, et il n'y a pas de développement d'organismes auxquels on puisse imputer le phénomène observé : la diastase tétanique se comporte comme un ferment digestif.

En s'atténuant, les bacilles qui élaborent la toxine perdent en même temps leur aptitude à fabriquer la diastase. Ces deux

(1) Nous avons rapporté précédemment (p. 19) que selon Sanchez-Tolédo, qui est d'accord sur ce point avec Kitasato, le *sérum* n'est pas liquéfié par la végétation du bacille tétanigène. On observe le contraire avec la *gélatine*.

subtances ont des propriétés parallèles : telle la manièredont elles se comportent vis-à-vis de l'air, de la lumière, de la chaleur, des milieux alcalins et acides, sans cependant que l'on en puisse inférer leur identité. Vaillard et Vincent ont démontré leur dualité en faisant agir, sur des tubes de gélatine, une dose connue de liquide filtré. Le pouvoir toxique du liquide ne diminue pas proportionnellement à la quantité du ferment diastasique employée à la liquéfaction de la gélatine.

Les savants expérimentateurs du Val-de-Grâce concluent, en outre, à la grande ressemblance des facteurs de la diphtérie et du tétanos : ces facteurs jouissent de propriétés similaires et ne diffèrent que par leur action propre.

Schnell et Bossano (1) font remarquer, avec une parfaite justesse, que la théorie infectieuse du tétanos, loin de contredire l'ancienne théorie de l'action réflexe du système nerveux central, en est en quelque sorte le complément. « Elle suppose, en effet, que la puissance excito-motrice ou réflexe de la moelle entre en jeu après avoir été surexcitée par l'absorption d'un poison doué de propriétés tétanisantes. On peut invoquer, au point de vue théorique, à l'appui de cette hypothèse, l'analogie que présentent les convulsions du tétanos avec celles de l'empoisonnement par la strychnine. »

Lorsque l'on compare la modalité symptomatique du tétanos

(1) *Des doctrines relatives au tétanos, historique et critique.* Steinheil, Paris, 1891.

avec les effets de la strychnine, on constate encore que la toxine tétanique, tout en exerçant son effet initial sur le système nerveux, se comporte à la façon d'un poison musculaire (1).

(1) Si, d'une part, comme Magendie l'a fait pour la strychnine, on observe que les groupes musculaires dont les nerfs sont sectionnés ou dont l'excitation a été abolie en détruisant la moelle, restent indemnes de l'action tétanisante ; et si, d'autre part, on remarque, au contraire, que la maladie débute constamment par les muscles intéressés dans l'inoculation, ou par les plus voisins, on ne peut, malgré tout, expliquer par l'action exclusive du poison sur la moelle, la localisation du tétanos (avec une dose extrêmement faible) à un groupe de muscles, ni la contracture hémi-latérale du côté de l'injection.

k) Pathogénie du tétanos. — Comment agit le virus tétanique.

Est-ce le *bacille tétanique* ou sa *toxine* qui est l'agent actif des *cultures* inoculées ? Deux opinions sont en présence, celle de Vaillard et Vincent et celle de Sanchez-Toledo. Comme elles sont en contradiction assez nette, nous pensons qu'il est lieu de les exposer avec quelques développements, en attendant la sanction de l'expérience.

Pour Vaillard et Vincent, ce qui prouve surabondamment que les cultures inoculées agissent uniquement par la toxine qu'elles renferment, c'est que le liquide filtré produit à lui seul le tétanos, et ce liquide filtré est par lui-même tellement actif qu'il suffit de doses infinitésimales pour tuer le cobaye, par exemple : celui-ci succombe à l'inoculation de $1/_{1.000}$ de c. c. Cette dose représente le maximum de l'action nocive sur le cobaye, car elle agit avec autant d'intensité qu'une dose deux cents fois plus forte de culture intégrale. Ces données permettent de supposer que les quantités employées habituellement par les expérimentateurs contiennent une dose suffisante de toxine pour tuer à elle seule. On peut s'assurer d'ailleurs que les injections simultanées d'une culture ordinaire et celles du produit de filtration de cette même culture font, à dose égale, mourir les animaux dans un laps de temps sensiblement le même. Il en résulte donc, disent Vaillard et Vincent, « que dans les conditions habituelles de *l'expérimentation*, c'est la toxine des cultures qui donne le tétanos, et non celle que le microbe peut élaborer dans les tissus. La preuve, c'est que le microbe lui-même n'intervient pour rien dans la production de la maladie ; car, si on inocule des cultures ne contenant pas de toxine, parce que le bacille ne l'a pas encore sécrétée, le tétanos ne se manifeste pas. » — Quand la température des cultures ne dépasse pas 20, 22°, la végétation est tardive, et l'on peut alors trouver des microbes vivants sans toxine ; il en est de même lorsque les cultures sur gélatine ne sont pas encore liquéfiées (la liquéfaction étant produite par la substance toxique).

Un autre fait démontre l'action exclusive de la toxine : lorsqu'on sépare les bacilles de leur toxine par un chauffage à 65° pendant 20 minutes, température qui détruit le poison et respecte la vitalité des spores, ou par un abondant lavage stérilisé, on peut inoculer sans résultat, sous la peau de cobayes, un tiers de centimètre cube d'une véritable purée de microbes.

D'autre part, le Dr Nissen a publié (1) une observation de tétanos chez un homme qui avait eu les pieds gelés, et dans le sang duquel on ne put découvrir au microscope, ni par culture, le bacille tétanique ; tandis que le sérum recueilli purement donna le tétanos à des souris — ce qui semble bien confirmer

(1) *Deutsche medic. Wochenblatt*, juin 1891.

cette opinion que le bacille tétanique ne tue pas par sa pullulation et sa généralisation, mais par les toxines qu'il sécrète.

La notion nouvelle de Vaillard et Vincent, fait remarquer Sanchez-Toledo, bouleverse l'état actuel de nos connaissances sur la pathogénie du tétanos, et elle établit une véritable exception aux lois générales du parasitisme. C'est pourquoi l'habile expérimentateur a cherché à vérifier la portée de ces faits, et voici quelles ont été ses constatations (1) :

Des cultures pures du bacille de Nicolaïer sur bouillon et sur gélatine, âgées d'un mois, riches en spores et très virulentes, sont maintenues au bain-marie à 70°, 80°, 90° pendant une heure, en même temps que des tubes témoins de cultures filtrées, c'est-à-dire renfermant la toxine sans microbes. L'inoculation de doses considérables du contenu de ces tubes témoins ne donne aucun résultat, preuve que la toxine a été détruite par la chaleur. Au contraire, un demi-centimètre cube de culture chauffée et *non filtrée* tue le cobaye en vingt-quatre heures, et la souris en quarante-huit ou soixante heures, à la dose d'un dixième de centimètre cube. Dans ce dernier cas, les spores (2) inoculées sans toxine ont déterminé le tétanos, ce qui

(1) *Société de biologie*, séance du 20 juin 1891. *Bulletin médical* du 24 juin.

(2) Rosenbach a constaté que les animaux auxquels on inocule des cultures après que le bacille s'est muni de sa spore meurent toujours tétaniques, tandis que ceux inoculés avec des cultures dépourvues de spores restent généralement indemnes (Schnell et Bossano).

est en contradiction avec les faits expérimentaux rapportés par Vaillard et Vincent.

Employant le procédé de lavage de ces deux auteurs pour débarrasser les cultures pures de leur toxine, Sanchez-Toledo a fait passer huit et même dix litres d'eau à travers une bougie Chamberland sur 10 centimètres cubes d'une culture pure contenue dans un culot en porcelaine, et qui, reprise et délayée dans 6 centimètres cubes d'eau stérilisée, a été injectée à la dose d'un vingtième de centimètre cube à des souris, lesquelles moururent au bout de quarante-huit, soixante, quatre-vingts heures ; et, à la dose d'un quart de centimètre cube au cobaye : ce dernier succomba au tétanos type en moins de dix-huit heures.

La divergence d'opinion entre Vaillard et Sanchez-Toledo est donc due à ce que ce dernier auteur a pu, contrairement aux faits énoncés par son collègue, donner le tétanos au cobaye avec une faible quantité de cultures en bouillon ou en gélatine, privées de leur toxine par le chauffage ou par le lavage.

Vaillard a répété, au laboratoire du Val-de-Grâce, sur dix cobayes, ses expériences d'inoculation de spores tétaniques débarrassées de leur toxine par les mêmes procédés, à des doses variant de $^1/_8$ à $^1/_2$ c. c., et provenant de cultures en bouillon et en gélatine âgées de 14, 21 jours et un mois : soit trois séries d'expériences. Dans les deux premières, on a chauffé la culture à 67° ; dans la troisième, le dépôt d'une culture d'un mois dans 250 centimètres cubes de bouillon a été lavé, durant cinq jours, par six litres d'eau, et délayé dans 2 centimètres cubes d'eau stérile.

Sur les dix cobayes inoculés, un seul, du troisième lot, qui avait reçu un quart de centimètre cube, est mort du tétanos le septième jour. Vaillard pense que le lavage — qu'on aurait dû recommencer ou pousser plus loin — a été insuffisant et n'a pas débarrassé complètement la culture de sa toxine, ce qui n'est pas à craindre avec le chauffage à 65°.

D'autre part, le dépôt boueux d'une culture en gélatine de Sanchez-Toledo, préparée au laboratoire de Straus, âgée de 14 jours (moins riche en spores, par conséquent, que les cultures du Val-de-Grâce), a été inoculé à cinq cobayes, après chauffage à 72°, à la dose de $^1/_8$ et $/_3$ de c. c. Vaillard n'a pu arriver à aucun résultat: d'où il conclut, jusqu'à présent, à la valeur significative de ses propres expériences.

Sans incriminer la technique de Sanchez-Toledo, Vaillard fait remarquer qu'une souillure provenant soit de la culture, soit de la plaie d'inoculation, peut très bien conduire à des résultats en apparence positifs et qui seraient alors la conséquence d'une association microbienne.

L'auteur ajoute que la tolérance de l'animal pour les bacilles ou les spores sans toxine a néanmoins une limite : si on en injecte une quantité exagérée (1), dépassant celle que les phagocytes peuvent rapidement englober, quelques spores germeront et produiront le tétanos. La question est donc celle-ci : savoir

---

(1) Inutile de faire remarquer que l'action nocive ne dépend pas du volume des cultures injectées, mais de leur richesse en microgermes.

si une dose relativement considérable de spores tétaniques pures et sans toxine, introduite dans un tissu sain, peut ou non donner le tétanos. Ces quantités ne se retrouvent pas dans la nature, où un nombre de spores très faible et *sans toxine* pénètre dans l'organisme avec des microbes d'impureté, et n'agit qu'en raison d'une symbiose bactérienne.

Dans la séance de la Société de biologie (1891) où Vaillard a exposé sa manière de voir, Sanchez-Toledo a annoncé qu'il poursuivait de nouvelles recherches sur le point en litige, et qu'il se proposait d'en publier prochainement le résultat dans les *Archives de médecine expérimentale*. En attendant, il a soumis à la Société les observations suivantes :

On ne peut d'abord nier l'importance d'un lavage abondant (six litres) qui a duré cinq jours, surtout lorsque Vaillard et Vincent disent, dans leur mémoire, que le lavage d'une culture dans 250 centimètres cubes de bouillon, âgée de 20 jours, peut être fait par six litres d'eau en 18 ou 24 heures, et qu'on peut inoculer impunément à un cobaye la neuvième partie du dépôt. Or, dans la seule expérience dont Sanchez-Toledo a été témoin, et qui donna le tétanos au cobaye avec $^1/_4$ de centimètre cube, cette dose est bien loin de représenter, non pas le huitième, mais le vingtième du dépôt d'une culture dans 250 centimètres cubes de bouillon.

D'autre part, Sanchez-Toledo estime que l'expérience qu'il a faite avec Vaillard n'infirme en rien son opinion, et que, d'un fait négatif, on ne peut déduire des conséquences inverses exclusivement positives. Sollicité par Vaillard de faire les expériences en commun, il n'accepta que sous toutes réserves, attendu que des cultures sur gélatine à la température ordinaire et âgées de 14 jours, sont très jeunes et très peu sporulées, et par conséquent peu résistantes à l'action de la chaleur à 72°.

En résumé, dit Sanchez-Toledo, les cultures pures sporulées du bacille spécifique, âgées d'un mois, et débarrassées de leur toxine, donnent le tétanos aux cobayes, à la dose de $1/2$ centimètre cube, et cela sans qu'il soit besoin de l'intervention d'aucun autre organisme. Les animaux peuvent succomber dans un délai qui varie jusqu'au onzième jour après l'inoculation ; mais il faut tenir compte de l'âge des cultures, de la maturité, de la résistance des spores soumises au chauffage, et de la dose inoculée, sans que cette dose dépasse celles dont on se sert habituellement dans les inoculations expérimentales.

Il ressort donc de tout ceci que la question du déterminisme pathogène du bacille tétanique soulève encore aujourd'hui de notables controverses. Mais, quelle que soit la solution définitive que l'on donnera à cette question de détail, il restera hors de doute que si on ne peut le considérer comme l'agent immédiat des accidents tétaniques, le bacille de Nicolaïer n'en est pas moins le facteur essentiel et unique du tétanos. Nous croyons également certain qu'il exerce son action morbifique par la toxine qu'il produit.

I) Diffusion du poison tétanique dans l'organisme. —
Sa puissance nocive.

Suivant Vaillard et Vincent, la diffusion du poison tétanique est rapide : une fraction de goutte injectée au bout de la queue d'un rat le tue sûrement si la queue a été coupée trois quarts d'heure seulement après, à 2 ou 3 centimètres au delà.

Le Dr Camara-Pestana, de Lisbonne, a communiqué à la Société de biologie (1) le résultat des recherches qu'il a entreprises, dans le laboratoire du professeur Straus, sur la puissance de la toxine et sur sa diffusion dans les organes. Les injections à des cobayes et à des souris du produit de filtration d'une culture pure, c'est-à-dire de la toxine privée de ses microbes, a permis de reconnaître :

1° *La puissance de la toxine.*

α) Une goutte injectée sous la peau de la cuisse d'un cobaye le tue en vingt-quatre heures.

β) Un vingtième de goutte amène la mort des souris au bout de trente-huit heures.

(D'après Vaillard et Vincent, la dose nocive du poison tétanique peut être excessivement minime : un cent millième de cen-

(1) Séance du 27 juin 1891. *Bulletin médical* du 1er juillet.

limètre cube donne le tétanos à la souris, un huit centième de centimètre cube fait mourir le cobaye en 50 à 60 heures, et en trois jours avec un millième de centimètre cube.)

Chose curieuse, les effets du poison sont nuls par la voie digestive.

2° *Le pouvoir tétanigène des organes des cobayes inoculés* — et cela à des moments différents de l'évolution de la maladie.

Les cobayes recevaient sept gouttes de toxine, et chacun des organes — rein, foie, rate, poumons, moelle épinière, muscle de la région inoculée et muscles de la cuisse — recueilli purement après le sacrifice ou la mort des malades, puis finement broyé et mélangé à une solution titrée de chlorure de sodium, servait à faire une émulsion qui était injectée à des souris.

α) Au moment de l'apparition des premiers symptômes sur le cobaye d'expérience, quinze gouttes de son sang ou l'émulsion des muscles de la région inoculée tuent la souris à laquelle on les a injectées sous la peau.

β) Après la généralisation des symptômes, un centimètre cube de sang (1), un demi-centimètre cube de l'émulsion du foie et l'émulsion des muscles de la région injectée ont tué la souris au bout de quarante-huit heures.

---

(1) Dix-huit heures avant la mort d'un cheval tétanique, nous avons aspiré du sang de la jugulaire avec une grande seringue de Pravaz, et nous en avons injecté sous-cutanément 5 grammes à un cobaye, et 10 à un autre (en deux endroits), sans provoquer l'apparition d'aucun symptôme.

γ) Après la mort des cobayes, le foie seul a produit le tétanos.

Dans ces deux dernières séries, si on augmente, pour les cobayes, la dose de culture filtrée, et qu'on la porte à 1 centimètre cube 5, par exemple, la rate, le poumon et le rein donnent le tétanos aux souris, mais avec un retard d'une demi-journée dans l'apparition des symptômes.

Les injections d'une émulsion de moelle épinière et d'urine sont restées sans résultat.

« En résumé, dit le Dr Camara-Pestana :

» 1° L'absorption de la toxine du tétanos se fait par le sang ;

» 2° Les poumons, la rate, les reins, mais principalement le foie, empruntent au sang le principe toxique et le retiennent ;

» 3° La toxine ne s'élimine pas d'une façon appréciable par les urines ;

» 4° Malgré la prédominance si manifeste des phénomènes neuro-musculaires dans le tétanos, on ne parvient pas à mettre en évidence la présence de la toxine dans le tissu nerveux et musculaire — à l'exception pour ce dernier de la région où l'inoculation a été pratiquée (1).

(1) On a vu précédemment que Shakespeare et Dor ont transmis le tétanos avec le liquide céphalo-rachidien, et que Dor a décelé aussi la présence, non de la toxine, mais du virus dans la substance cérébrale.

m) Mécanisme de l'infection.

Lorsqu'on provoque le tétanos expérimentalement avec des cultures pures, on injecte à la fois le microbe et la toxine ; mais quand le tétanos se développe naturellement ou qu'on le détermine avec des inoculations de terre, les spores du bacille végètent dans la plaie et doivent y sécréter le poison spécifique pour que la maladie se manifeste. Or, comme ces organismes introduits à l'état de pureté ne produiraient rien, il faut donc qu'une cause adjuvante favorise l'action de l'agent pathogène : *l'acide lactique dilué* (1), une petite quantité de triméthylamine

---

(1) D'après Massart et Bordet, et ainsi que le supposent Vaillard et Vincent, l'acide lactique agirait ici d'une façon spéciale. A l'encontre de la plupart des produits et agents organiques ou cellulaires — culture pyocyanique, *Microbacillus prodigiosus*, cellules de Hess, acide malique pour les spermatozoïdes des fougères (Pfeffer), saccharose pour ceux des mousses, etc. — l'acide lactique semble, en quelque sorte, faire fuir les globules blancs. Il s'agit là d'une véritable répulsion. Si on introduit dans la cavité abdominale d'un lapin des tubes capillaires contenant une culture pyocyanique vivante — à titre de témoin — et la même culture additionnée d'acide lactique, en quantité variant de 1 p. 1.000 à 1 p. 500 et 1 p. 100, on constate que les leucocytes n'entrent pas dans les tubes qui renferment ces dernières solutions ($^1/_{500}$ et $^1/_{100}$), tandis que la culture pyocyanique les a attirés fortement. On se trouve en présence d'une propriété *négativement chimiotaxique* de l'acide lactique. C'est actuellement, disent Massart et Bordet, le seul corps

(CH³)³Az)] ou un traumatisme banal, comme la meurtrissure des muscles, amènent l'infection lorsque les spores sont inject· :s seules. Une association microbienne favorise considérablement le processus nocif des spores tétanigènes. Ainsi, par exemple, celle du *Microbacillus prodigiosus*, lequel agit principalement par la présence de ses cellules vivantes. On tue les animaux d'expériences si on leur injecte le mélange des deux organismes que l'on a repris après filtration des liquides de culture qui les contiennent; tandis que l'on n'observe aucun résultat quand on ajoute simplement au bacille de Nicolaïer le liquide filtré du *Microbacillus prodigiosus*.

Si, dans le premier cas (le mélange des deux organismes), on n'a pas filtré la culture du microbe banal (pour le débarrasser de sa toxine), la marche de la maladie est plus rapide, ce qui démontre que la toxine de ce microbe, insuffisante pour amener les spores tétanigènes à produire leur effet morbifique, n'en remplit pas moins un rôle auxiliaire.

« Une conclusion s'impose donc : seules, les spores du tétanos ne pouvaient germer; accouplées à un microbe banal, elles végètent et causent la maladie. » (Vaillard et Vincent.)

L'action de cette association microbienne est évidente. Si on

connu qui possède ce pouvoir. D'autres substances, d'après Gabritchewsky, n'attirent pas les globules blancs, mais rien ne prouve qu'elles les repoussent. Peut-être les toxines du tétanos jouissent-elles de cette propriété. (Voir *Le Chimiotaxisme des leucocytes.* — *Annales Pasteur*, juin 1890 et juillet 1891.)

insère sous la peau une boulette de ouate imprégnée de spores, les agents extérieurs se chargent de provoquer l'apparition de la toxine. Une plaie qui suinte ou suppure apporte son contingent de souillures.

Mais tous les microorganismes ne sont pas favorables à cette transformation nocive : ainsi, Vaillard et Vincent ont obtenu des résultats négatifs avec le bacille de Friedlander, le *Staphylococcus pyogenes aureus*, le *Bacillus subtilis*, etc.

Ces différentes données, tout en démontrant l'action tétanigène de la terre, si riche en microbes divers, expliquent donc aussi la rareté relative du tétanos. Celui-ci a besoin, pour se déclarer, de trouver un milieu propice, c'est-à-dire en harmonie avec les caractères biologiques de son microbe. Anaérobie, il faut en général à ce dernier une plaie suffisamment pénétrante, et, tout porte à le croire, à l'abri de l'air (1). La meurtrissure des muscles favorise l'infection. Comme ces conditions biologiques sont également celles du vibrion septique, il n'est pas rare de voir les deux microbes associés l'un à l'autre.

(1) Ces connaissances permettent d'expliquer comment une simple injection hypodermique d'alcaloïdes, pratiquée sans précautions aseptiques, peut amener le développement du tétanos (comme celui de la septicémie). Nous citerons le cas d'un étudiant en médecine qui, souffrant d'un rhumatisme du pied, s'est fait sous la peau du mollet une injection de morphine, à la suite de laquelle se manifesta un tétanos mortel.

n) Concomitance du tétanos et de la septicémie.

La coexistence de la gangrène et du tétanos a été depuis long-temps signalée par les chirurgiens, qui avaient remarqué que la dernière de ces maladies survenait assez souvent après les plaies contuses, les écrasements des membres, les fractures comminuti-ves, les brûlures, les congélations, etc., toutes blessures s'accom-pagnant ou se compliquant, à l'occasion, de sphacèle primitif ou de processus grangreneux. Toutefois, comme ces faits sont relative-ment rares, eu égard à ceux dans lesquels le tétanos succède à des traumatismes légers, sans gravité apparente, sans accidents sérieux et même en marche naturelle vers la guérison, on pouvait se demander s'il n'y avait pas simple coïncidence plutôt que relation, et s'il ne s'agissait pas d'une association fortuite entre deux maladies, sans que l'une, la gangrène, suscitât ou favorisât la seconde, le tétanos.

La concordance remarquable des résultats expérimentaux obtenus par Verneuil et d'autres techniciens, avec les observations cliniques relevées par lui ou qui lui ont été communiquées, permet de regarder aujourd'hui comme suffisamment établies les conclusions suivantes (1) :

(1) Note communiquée par Verneuil à l'Académie des sciences (séance du 3 novembre 1890), sur les rapports de la septicémie gangre-

1° La coïncidence, chez l'homme, de certaines formes de gangrène et du tétanos n'est pas due au hasard.

2° Elle résulte de l'introduction simultanée, dans une plaie, des germes septicémiques et du bacille de Nicolaïer, fréquemment réunis dans certaines terres et surtout dans celle qui est cultivée (à cause des fumures qu'elle reçoit).

3° Les deux maladies, contemporaines à l'origine, évoluent cependant dans la suite d'une manière distincte, conformément à l'action propre de leurs virus et sans paraître manifestement s'influencer.

4° Le développement de la septicémie gangreneuse dans une plaie souillée par la terre doit faire craindre, sans doute, l'apparition ultérieure du tétanos ; mais l'indépendance réelle des deux infections est prouvée par ce fait que la suppression radicale du foyer de la première n'empêche pas la seconde de se produire.

5° Tout semble donc démontrer qu'il y a là une association morbide pure et simple, due à la réunion fortuite des deux virus.

Schnell et Bossano font remarquer que le bacille de Nicolaïer peut se développer concomitamment, chez le même individu, avec d'autres microbes que le vibrion septique. Ils rappellent que Verneuil, Hocose et Nankiwel ont cité des cas de coexistence du tétanos avec l'érysipèle ; Fournier Pescay avec la variole ; Schaller avec la scarlatine, et Belhomme avec la fièvre typhoïde.

neuse et du tétanos, pour servir à l'étude des associations microbiennes virulentes. (*Revue vétérinaire*, janvier 1891.)

o) Effets consécutifs d'une première atteinte.

Sanchez-Toledo et Veillon ont constaté qu'une première atteinte de tétanos ne conférait pas l'immunité.

Lorsqu'on inocule, avec une culture pure, un certain nombre d'animaux, il peut arriver, quoique exceptionnellement, que quelques-uns présentent des symptômes tétaniques indéniables, mais atténués; au lieu de mourir, ils guérissent. Si, plus tard, on inocule ces animaux avec une culture virulente, ils succombent à la maladie aussi régulièrement que les animaux neufs servant de témoins. Il existe d'ailleurs, dans la littérature médicale, quelques observations qui paraissent montrer que des individus guéris d'une première atteinte de tétanos ont succombé ultérieurement à une récidive de la maladie.

Dans des expériences qui seront citées plus loin (*Vaccination, Immunité*), Bossano, reproduisant le tétanos en série sur des cobayes, est arrivé aussi à déterminer l'apparition d'un tétanos bien caractérisé, mais non mortel. Voulant savoir si ses animaux étaient ainsi devenus réfractaires, il leur inocula de la terre tétanigène : ils moururent au bout de six jours.

Vaillard, qui a confirmé l'assertion précédente de Sanchez-Toledo et Veillon, ajoute (1) qu'une première atteinte — con-

(1. *Bulletin médical* du 25 février 1891.

tractée expérimentalement — semble même communiquer aux animaux guéris une sensibilité plus grande à l'action du poison tétanique, car ceux-ci succombent plus rapidement que les sujets neufs lorsqu'on les inocule à nouveau.

Bien qu'étant une affection virulente bactérienne, le tétanos fait donc exception à la loi générale des entités morbides homœogènes, puisqu'il ne confère pas l'immunité.

p) Résistance de l'organisme. — Phagocytose.

Tout d'abord, l'organisme oppose à l'infection tétanique des moyens de défense naturels, qui résident dans cette propriété des globules blancs et de certaines cellules fixes, connectives ou autres (les *macrophages* de Metchnikoff) qu'on a désignée sous le nom de *phagocytose*. Cinq ou six heures après l'injection d'une petite quantité de spores, sans toxine, dans la chambre antérieure de l'œil, les microbes ont déjà disparu. Si on prélève un peu de l'humeur aqueuse, on constate, en outre, qu'un dépôt de leucocytes s'est formé à la partie déclive et que ces éléments renferment dans leur protoplasma une ou plusieurs spores colorables. Si encore on introduit dans une petite logette sous-cutanée de la peau du cobaye, avec la plus rigoureuse asepsie, des lamelles de Ziegler ou des fragments de ouate imprégnés de spores sans toxines, les cellules connectives et les leucocytes, devenus nombreux par l'irritation, renferment, englobent, au bout de 3, 4, 5 heures, les bacilles et les spores libres : la phagocytose débarrasse rapidement le terrain et défend ainsi l'organisme contre l'intoxication.

En retour, toutes les influences défavorables à l'hypergenèse et à la diapédèse phagocytiques, une injection d'acide lactique, par exemple, seront propices au développement des spores et de leur toxine.

Si, d'autre part, l'afflux phagocytaire est abondant quand on injecte à la fois le bacille tétanique et un microbe banal, comme le *Microbacillus prodigiosus*, les phagocytes, en absorbant d'abord et comme inconsciemment le microbe banal, laissent aux organismes du tétanos le temps et le loisir de sécréter leur toxine. Lorsque celle-ci est apparue, l'action bienfaisante des phagocytes ne se manifeste plus, de sorte que les germes tétanigènes peuvent alors évoluer à leur aise. — La toxine semble jouir d'une propriété chimiotaxique répulsive vis-à-vis des cellules blanches (1).

(1) Si on introduit comparativement sous la peau de l'oreille d'un lapin des tubes capillaires contenant les uns une culture chauffée à 65°, c'est-à-dire sans toxine, les autres une culture non chauffée, dans les premiers les leucocytes formeront, après 15 heures, un bouchon de 1 à 1 millimètre et demi; tandis que dans les seconds les cellules blanches seront rares à l'entrée du tube, et le bouchon leucocytaire ne se formera pas. (Vaillard et Vincent, *loc. cit.*)

On sait que certains microbes sécrètent des toxines qui gênent plus ou moins leur pullulation: ce sont ces toxines *agénésiques* ou *dysgénésiques* qu'on cherche à employer comme vaccins chimiques. D'autres microgermes élaborent, au contraire, des toxines qui favorisent leur végétation en préparant le terrain environnant par une action hyposthénique sur les tissus: ces toxines se montrent donc *eugénésiques*. Celles du tétanos — d'après les résultats des expériences de Vaillard — feraient alors partie de cette dernière catégorie, comme la plupart de celles produites par les micro-organismes pathogènes qui restent cantonnés dans des foyers (ces toxines sont généralement diastasiques).

q) **Prophylaxie.**

D'après les expériences de Kitasato, des fils de soie imprégnés de bacilles pourvus de spores conservent leur virulence pendant 15 heures dans une solution d'acide phénique à 5 %; mais si on ajoute 0 gr. 5 % d'acide chlorhydrique, les spores sont détruites en deux heur⸱ Dans la solution de sublimé à 1 ‰ le bacille tétanique conserve sa virulence pendant 3 heures ; mais il suffit de l'addition de 5 ‰ d'acide chlorhydrique pour que les spores soient tuées en 30 secondes.

Kitasato a pu empêcher le développement du tétanos en incisant la partie inoculée moins d'une heure après l'inoculation. Les vétérinaires obtiennent parfois le même résultat en coupant un nouveau tronçon de queue au cheval sur lequel l'amputation de cet appendice s'est compliquée de manifestations tétaniques. On conçoit aisément qu'en supprimant la plaie où s'élabore la toxine, on puisse prévenir un dénouement mortel si la dose du poison absorbée était encore insuffisante.

Dans ces conditions, il y a lieu de conseiller de débrider largement de manière à pouvoir faire une toilette minutieuse des tissus dilacérés, de curer la plaie, de la cautériser, de l'irriguer pendant plusieurs minutes et plusieurs fois par jour avec la solution de bichlorure de mercure à 1 ou 2 °/₀₀ ou toute autre solution dont l'efficacité sera bien établie (1).

Tizzoni a constaté que l'*iodoforme* n'exerce aucune influence sur les germes tétaniques (*Riforma medica*, 1890). Tizzoni et Cattani conseillent, en première ligne, le nitrate d'argent et la solution de sublimé additionnée d'acide chlorhydrique (2).

Puisqu'il n'y a pas à craindre (au contraire) l'intervention de l'air — qui possède une action dysgénésique sur le bacille du

---

(1) Après la castration du cheval, opération qui est assez souvent compliquée de tétanos, parce que la plaie est très exposée aux souillures de la terre et surtout des crottins, par l'intermédiaire des crins de la queue, nous croyons bon de recourir aux précautions suivantes :

1° Tresser la queue pour la tenir fixée sur le côté de la croupe à l'aide d'une corde attachée au surfaix ;

2° Faire une toilette aseptique complète du champ opératoire et désinfecter ensuite la plaie deux ou trois fois par jour;

3° Recouvrir enfin cette plaie avec un enduit antiseptique (goudron crésylé, collodion avec sublimé, etc.) qui s'oppose mécaniquement et chimiquement à l'infection microbienne.

(Inutile de dire que les instruments devront être nettoyés et désinfectés soigneusement, et qu'on cherchera le plus possible, par l'antisepsie et la suture, à obtenir une cicatrisation par première intention.)

(2) Voici les résultats des principales expériences de ces auteurs :
L'azotate d'argent à 1 °/₀ tue les germes tétaniques en 1 minute.

id.	1 °/₀₀	id.	5 minutes.
Le sublimé corrosif 1 °/₀		id.	10 minutes.
Le sublimé à 1 °/₀ avec l'HCl à 0, 5 °/₀		id.	10 minutes.
Le sublimé à 1 °/₀₀		id.	2 à 3 heures.
La créoline à 5 °/₀		id.	5 heures.
L'acide phénique à 5 °/₀		id.	8 heures.

tétanos et sur le vibrion de la septicémie — il est indiqué de répéter les pansements pour assurer la désinfection et profiter ainsi le plus possible de la marge que laisse la période d'intoxication. (L'incubation étant, en moyenne, de 7 jours chez l'homme et chez le cheval, on peut supposer que l'intoxication met à peu près ce temps pour atteindre la dose nocive.)

Il est bon de rappeler ici que le pansement ouaté, en plaçant le bacille de Nicolaïer dans des conditions d'anaérobiose suffisante, est capable de fournir une occasion propice à l'évolution du tétanos si on n'a pas pris soin de procéder à une désinfection radicale. (Le développement de la septicémie peut être favorisé également par le pansement occlusif.)

r) **Vaccination. — Immunité.**

1. *Exaltation et atténuation du virus.* Les meilleures méthodes vaccinales reposant généralement sur l'emploi des virus atténués, il paraissait indiqué de traiter la question de l'exaltation et de l'atténuation du virus tétanique dans un chapitre spécial et précédant celui-ci ; mais cette question n'offre guère d'intérêt en l'espèce, puisqu'une première atteinte ne confère pas l'immunité, et nous allons voir, en outre, dans un rapide examen critique, que les résultats obtenus concernant l'atténuation sont peu démonstratifs et même contradictoires.

Schnell et Bossano rapportent que Nicolaïer a inoculé, avec de la terre tétanigène, des souris et des lapins, qui sont morts quatre jours après ; et que, avec le pus de la poche d'inoculation des premiers sujets, il a inoculé d'autres animaux qui ont succombé le lendemain. Les auteurs en concluent à *l'exaltation du virus* parce que, disent-ils, l'évolution s'étant montrée plus rapide, la gravité devait être plus grande. Mais peut-on considérer cette opinion comme irréfutable, puisqu'il s'agit de virus de sources différentes et sans doute aussi de richesse inégale en éléments virulents. On n'ignore pas que la rapidité de la marche d'une maladie contagieuse dépend ordinairement tout autant de la quantité des germes inoculés que de leur qualité. En ce cas particulier, il y avait aussi à tenir compte de la présence de la toxine dans le pus inoculé.

Dans les faits cités encore par Schnell et Bossano, comme démonstration soit de l'exaltation soit de l'atténuation du virus tétanique par des passages successifs sur les lapins, on voit, d'un côté, Shakespeare (1), Nocard (2), Dor et Renvers, obtenir de l'exaltation, quand, d'un autre côté, des expérimentateurs qui se sont placés dans les mêmes conditions, Trasbot et Leclainche (3), obtiennent de l'atténuation.

Il nous paraît cependant ressortir avec évidence des expériences de Bossano que, comme le virus anaérobie du charbon symptomatique, le virus tétanique cultivé en série sur les cochons d'Inde s'atténue jusqu'à devenir non mortel pour ces animaux (4).

(1) Shakespeare a inoculé une série de lapins sous la dure-mère avec l'émulsion du bulbe de solipèdes tétaniques. Les premiers lapins sont morts au bout de 48 heures, après avoir présenté des symptômes typiques de la 15e à la 20e heure. En continuant les inoculations en série, la période d'incubation diminua et la mort survint de plus en plus rapprochée du moment de l'inoculation.

(2) Nocard a inoculé des lapins par voie sous-cutanée avec le produit du raclage de casseaux ayant servi à la castration de chevaux morts tétaniques : le premier animal de passage contracta le tétanos au bout de 4 à 5 jours, le second au bout de 3 jours, le troisième montrait déjà des symptômes tétaniques 1 ou 2 jours après l'inoculation.

(3) Trasbot et Leclainche, inoculant au lapin les tissus de la plaie d'un cheval tétanique, ont vu le premier lapin mourir au bout de 4 jours, le deuxième (inoculé avec le pus du premier) succomber au bout de 6 jours, et le troisième rester indemne.

(4) Sur des séries de cobayes où le premier animal est inoculé avec de la *terre* tétanigène, et les suivants avec le *pus* de la poche d'inocu-

Les recherches sur l'atténuation du virus par les autres moyens — dessiccation et chauffage — n'ont pas encore donné de résultats appréciables. Toutefois, la dessiccation de la moelle, d'après la méthode Pasteur, aurait permis à Dor de reconnaître que moins la moelle employée est fraîche, plus longue est la durée de l'incubation du tétanos et moins rapide la marche de la maladie. Mais est-ce bien là le résultat d'une atténuation de la virulence, ou seulement, comme pour les moelles rabiques, la conséquence d'une diminution du nombre des éléments virulents?

2. *Procédés vaccinaux.* A la suite de leurs expériences, Behring et Kitasato ont été amenés à essayer la vaccination et le traitement du tétanos. Ils auraient réussi, disent-ils, à rendre réfractaires des animaux sains et même à guérir des sujets malades. Voici le compte rendu des premières recherches (1) qui leur ont permis d'établir la loi suivante :

« L'immunité des lapins et des souris vaccinés contre le tétanos

lation du sujet précédent, Bossano a vu le premier cobaye mourir à la fin du 4ᵉ jour, le deuxième au bout de 24 heures (avec phénomènes tétaniques très violents), le troisième au bout de 36 à 48 heures, le quatrième après 3 jours. Le cinquième cobaye résiste après avoir présenté généralement quelques légers symptômes. (Cette première atteinte ne confère pas l'immunité, car l'animal succombe à l'inoculation d'une terre tétanigène.)

(1) Travail de l'Institut d'hygiène de Koch, *Bulletin médical* du 7 décembre 1890.

dépend de la propriété qu'a acquise leur sérum de rendre inoffensives les toxines sécrétées par le bacille du tétanos. »

Cette forme toute spéciale d'immunité n'a pas encore été mentionnée dans l'immunité en général. Jusqu'à présent, outre le processus de la phagocytose, qui explique l'immunité par l'action vitale des cellules, on a invoqué les propriétés *bactéricides* du sérum et l'accoutumance au poison.

D'après les auteurs, leurs expériences établissent ce qui suit :

α) Le sang d'un lapin rendu réfractaire au tétanos est capable de détruire les toxines productrices de la maladie.

β) Cette propriété peut se démontrer pour le sang extrait des vaisseaux et pour le sérum débarrassé de toute cellule qui en provient.

γ) Elle est si durable qu'elle persiste même après la transfusion du sang dans l'organisme d'autres animaux. Elle permet ainsi un traitement de l'affection.

δ) Elle manque dans le sang d'animaux non réfractaires, et le poison tétanique peut se retrouver après leur mort dans le liquide hématique et les autres humeurs.

Nous allons citer une des observations :

On vaccine, d'après le procédé indiqué plus loin (injections de virus et de trichlorure d'iode), un lapin contre le tétanos ; on lui injecte ensuite 10 centimètres cubes d'une culture vivante de bacilles tétanigènes. (Un demi-centimètre cube de cette culture tue un lapin non préparé). Or, ce lapin vacciné ne meurt pas ; il est non seulement réfractaire à l'action du bacille de Nicolaïer, mais aussi à celle du poison tétanique. On peut, en effet, lui injecter une dose de poison vingt fois plus forte que celle qui tuerait un lapin témoin. — Le sang et le sérum dudit lapin vacciné, introduits dans le péritoine des souris avant ou après le virus ou la toxine tétanique, les préservent du tétanos. Ce sang et ce sérum des lapins vaccinés peuvent détruire, paraît-il, des quantités énormes de poison tétanique après **24** heures de contact *in vitro*. L'injection de ce mélange rend aussi les animaux réfractaires au tétanos.

Des expériences de contrôle ont démontré que le sang des lapins non vaccinés n'avait aucune action sur le virus et le poison du tétanos.

En résumé, d'après Behring et Kitasato, il existerait, dans le sang des animaux vaccinés, une substance soluble qui serait capable non seulement d'empêcher le développement du bacille de Nicolaïer dans l'organisme, mais encore d'annihiler les toxines de ce bacille chez le malade et dans une culture artificielle.

Leur procédé leur ayant permis de guérir des sujets préalablement infectés (1), les auteurs espèrent pouvoir également appliquer cette méthode au traitement des hommes atteints de tétanos.

Nous allons exposer, à présent, le compte rendu des nouvelles expériences de Kitasato (2) :

(1) Behring serait même arrivé à guérir du tétanos des souris chez lesquelles la maladie était si avancée que plusieurs de leurs membres se montraient dans un état permanent de contracture.

(2) *Experimentelle Untersuchungen über das Tetanusgift. Zeitschrift f. Hyg.* 10ᵉʳ Band, 1891.

A la suite des découvertes de Brieger sur les toxines du tétanos, Kitasato et Weyl avaient cru voir que la tétanine et les autres substances ne provoquaient pas, sur les animaux d'expériences, des symptômes typiques semblables à ceux qu'on observe avec la culture même du bacille, et des doutes s'élevèrent dans l'esprit du savant japonais sur l'importance du rôle qu'on faisait jouer à cette tétanine comme poison certain du tétanos.

« Quand on veut, dit Kitasato, étudier les produits chimiques d'un microorganisme pathogène, il faut, avant tout, établir clairement la puissance des poisons envisagés, s'assurer que, libres, ils produisent les même effets qu'une culture pure, jusqu'à quelle dose minima iis sont actifs, comment ils se comportent avec les agents physiques et chimiques : et c'est alors seulement qu'on songera à les isoler et à se rendre compte de quelles propriétés immunisantes ils peuvent jouir. »

Voilà le programme que s'est tracé Kitasato dans les différentes recherches que nous allons relater et qui ne paraissent pas confirmer ses prévisions au sujet de l'action attribuée à la tétanine par les autres expérimentateurs.

1. *Recherches faites avec du produit de filtrage pur.*

Lorsqu'on passe au filtre Chamberland les cultures pures du bacille tétanique, elles sont complètement séparées des bacilles, car si on les ensemence dans l'agar liquide ou dans un bouillon maintenu sous une atmosphère d'hydrogène, ces milieux restent stériles. Cette démonstration, pour être parfaite, doit être prolongée pendant plusieurs jours.

Si, pour les injections du produit de filtrage, on veut employer moins de 0,1 cc. de substance active, il faut la diluer dans de l'eau distillée stérilisée.

Les expériences ont été faites dans des conditions identiques sur trois espèces d'animaux : la souris, le cobaye et le lapin. C'est le cobaye qui se montre le plus sensible, puis vient la souris et enfin le lapin (1). L'apparition des symptômes tétaniques se produit, au plus tard, pour les trois espèces, au bout de trois jours ; si les animaux restent sains le quatrième jour, il est rare qu'ils deviennent malades ensuite.

On n'observe rien quand on transporte sous la peau de la souris des fragments de tissus (tissu conjonctif, muscles) provenant des sujets d'expériences qui ont succombé, tissus pris à l'endroit où le produit du filtrage a été déposé, ou bien ailleurs. Mais si, au contraire, on injecte à la souris du sang ou du liquide pleural, on détermine à coup sûr le tétanos. C'est bien là la preuve que le poison tétanique pénètre dans le torrent circulatoire et qu'il suit cette voie pour exercer ses effets. Si on ensemence avec ce sang un bouillon de culture, on ne trouve aucune trace de végétation, ce qui démontre irréfutablement qu'il ne s'agit pas d'une action due au bacille, d'une *infection* ; mais bien d'une action toxique, d'une *auto-intoxication*.

Les effets du filtrage des cultures ne sont pas toujours identiques.

---

(1) Par exemple, un cobaye du poids de 565 grammes meurt en 6 jours avec 0,002 de cc. de filtrage ; une souris de 15 grammes succombe au bout de 30 heures à la dose de 0,0002 cc. (et même 0,00001) ; un lapin de 1.490 grammes meurt après 8 jours avec 0,04 cc. de filtrage.

Il faut que le bouillon ne soit ni trop acide ni trop alcalin, plutôt neutre ou faiblement alcalin (1), et, en second lieu, qu'il soit de fraîche date, de huit à quinze jours en moyenne.

2. *Influences physiques qui agissent sur le produit de filtrage.*

a. — *Chaleur.* De ses nombreuses expériences, contrôlées par des inoculations à des souris, Kitasato a tiré les conclusions suivantes :

α) Le produit toxique obtenu par filtration est assez sensible à la chaleur.

β) A 65° et au-dessus, il est complètement détruit en peu de minutes (5 minutes au plus).

γ) Il peut subir une température de 60° pendant un quart d'heure; mais il est complètement détruit au bout de 20 minutes.

δ) A 55°, il conserve son activité pendant 1 heure 1/4 ; il la perd au bout d'une heure et demie.

b. — *Dessiccation.* Le produit de filtrage desséché conserve toute son action; mais cela dépend beaucoup de la façon dont il a été desséché. Sa puissance reste intacte quand on opère sous la cloche à acide sulfurique ou à la température ambiante, bien que, dans ce dernier cas, elle s'affaiblisse un peu. A l'étuve, cette activité est totalement détruite.

c. — *Lumière diffuse et obscurité.* Koch, au congrès interna-

____

(1) Kitasato emploie comme réactif titrimétrique, une solution bouillante d'acide rosolique.

tional de bactériologie d'août 1890, a nettement mis en évidence l'influence de la lumière directe sur les *bactéries*, et notamment sur le bacille de la tuberculose, qui demeure inactif après une exposition au soleil de quelques minutes à plusieurs heures, selon l'intensité lumineuse. Mais ce qui l'a frappé davantage « c'est que la lumière diffuse, quoique agissant plus lentement, présente une certaine activité, car des cultures du bacille de la tuberculose, placées contre une fenêtre, étaient neutralisées en cinq à sept jours. »

Il en est de même pour le *poison* du tétanos, mais cette action se montre très lente. Ainsi, si on expose le produit de filtrage près d'une fenêtre pendant neuf à dix semaines, il reste encore actif à haute dose; il faut trois mois environ pour annihiler sa toxicité. Dans l'obscurité et au froid, le même produit est, après trois cents jours, presque aussi actif que lorsqu'il était frais.

d. — Lumière solaire. Il faut quinze à dix-huit heures pour que l'activité du poison tétanique soit entièrement détruite par la radiation solaire.

e. — Dilution dans l'eau, le bouillon, le sérum. La dilution dans l'eau, le bouillon simple et le sérum n'a aucune influence sur le poison du tétanos. Mélangé à mille fois son poids de sérum de bœuf, cheval, mouton, lapin, rat, cobaye, pendant vingt-quatre heures, il tue la souris comme avant la dilution.

3. Influences chimiques qui agissent sur le produit de filtrage.

Les acides, principalement les acides minéraux, et les alcalis l'altèrent aisément, mais peu d'entre eux neutralisent complètement son activité. L'acide chlorhydrique à 0,55 % anéantit l'action du poison tétanique en une heure, et, à la dose de 0,305 %, en vingt-quatre heures. L'acide azotique l'annihile également à 0,63 % en vingt-quatre heures. L'acide sulfurique agit aux doses de 0,735 % en une heure, et de 0,49 % en vingt-quatre heures.

Le sublimé corrosif à 0,5 % ne détruit pas encore le poison tétanique. On ne peut guère pousser loin l'expérimentation sur les animaux, à cause de la toxicité du sublimé : la dose mortelle pour la souris est de 0 gr. 0006.

L'alcool éthylique, mélangé en proportion supérieure à la moitié du produit de filtrage, neutralise celui-ci (70 % en une heure, et 60 % en vingt-quatre heures). Cet alcool se comporte comme un antidote du poison tétanigène.

L'iodoforme est inefficace.

Les acétates de plomb et de cuivre n'agissent pas à 5 %.

Le crésol et le trichlorure d'iode le détruisent rapidement, le premier à 0,5 %, le second à 1 %, en une heure.

4. *Recherches sur l'immunité.*

Première méthode. En injectant aux animaux de faibles doses répétées du produit de filtrage, Kitasato n'a pu conférer l'immunité, ainsi qu'il l'espérait. Les animaux acquièrent bien, dans des limites restreintes, une certaine accoutumance au poison, mais celle-ci est de courte durée.

Deuxième méthode. En chauffant le filtrage aux différentes températures comprises entre 55° et 100°, jusqu'à ce qu'il devienne inactif, et en l'inoculant dans le péritoine de souris, on détermine un tétanos léger qui guérit; mais une inoculation sous-cutanée d'un bouillon virulent tue ensuite ces animaux sans exception. On ne peut donc pas non plus atténuer les toxines par la chaleur et les faire servir ainsi à l'immunisation.

Troisième méthode. On sait que Behring a pu communiquer à des sujets d'expériences l'immunité contre la diphtérie avec le trichlorure d'iode. Kitasato a cherché à obtenir le même résultat contre le tétanos, en suivant les mêmes règles, et il est arrivé à de meilleurs effets qu'avec les systèmes précédents. Voici son procédé :

On injecte 0,3 cc. de filtrage dans le tissu sous-cutané d'un lapin de moyenne grosseur, et, immédiatement, au même point, 3 cc. d'une solution de trichlorure d'iode au centième. 24 heures après, nouvelle injection de l'agent chimique, et à la même dose. Au bout de 48 heures, on constate quelques symptômes locaux de tétanos. On répète les injections de la solution jusqu'à ce que le lapin ait reçu, en cinq fois, 0,15 centigrammes de trichlorure d'iode. Si, après 14, 18, 25 jours, on injecte aux animaux ainsi préparés 2 cc. d'un produit de filtrage, ou 2 et 3 cc. d'un bouillon virulent, on provoque, il est vrai, quelques symptômes tétaniques, mais ils disparaissent en quelques jours, et les animaux ont acquis une immunité véritable, puisque, deux semaines plus tard, 5 cc. de bouillon d'une culture très active ne déterminent plus aucun symptôme.

On n'obtient rien de semblable chez les souris et les cobayes. Chose curieuse, c'est que, si, avant toute inoculation toxique, on injecte au lapin du trichlorure d'iode, on ne lui confère aucune immunité. Du reste, le procédé qui vient d'être décrit ne réussit pas toujours : on ne compte même que 40 % de succès. Au bout de deux mois, le lapin rendu réfractaire au tétanos a perdu son immunité.

Quatrième méthode. Recherche de l'action du sérum de lapin immunisé sur les autres animaux. On peut doter, cette fois, les souris de l'immunité en leur injectant dans le péritoine de 0, 2 à 0, 5 cc. de sang ou de sérum sanguin provenant d'un lapin rendu réfractaire par le trichlorure d'iode, et cette immunité a une durée de 40 à 50 jours ; au delà, on est forcé d'injecter un nouveau sérum pour redonner l'immunité à l'animal.

Ce sang et ce sérum peuvent être employés en thérapeutique et amener la guérison du tétanos lorsque la maladie a déjà commencé à se manifester.

Le sang et le sérum d'un lapin immunisé conservent près d'une semaine leur puissance hors du corps de l'animal, lorsqu'ils sont placés dans l'obscurité ; puis, peu à peu, il perdent leurs propriétés au point de devenir sans action.

Le sérum d'un lapin non immunisé n'a aucune valeur thérapeutique.

Le sang de la poule, l'animal reconnu comme le plus naturellement réfractaire au tétanos, ne présente aucune qualité médicatrice : il faut donc qu'il y ait une différence entre le sang du lapin investi artificiellement de l'immunité, et celui de la poule réfractaire, différence que Kitasato se propose d'éclaircir (1).

(1) Nous avons cru devoir, par la même occasion, emprunter à la nouvelle publication de Kitasato les données suivantes visant d'autres questions également importantes :

Isolement des bactéries anaérobies. Dans ces derniers temps, on a indiqué, pour l'isolement de ces bactéries, plusieurs méthodes; mais toutes sont inutilisables si on a négligé de traiter auparavant par la chaleur les cultures microbiennes.

Il est facile de se rendre compte, quand on s'est occupé à fond des essais d'isolement des anaérobies, de la difficulté qu'il y a à se débarrasser, sans le traitement par la chaleur, des anaérobies dits facultatifs. Quelquefois même, c'est tout à fait impossible, attendu que ces derniers microbes prospèrent tout aussi bien dans le vide que les microbes exclusivement anaérobies; de plus, ils représentent les catégories les plus nombreuses des microorganismes. Par bonheur, leurs spores ne se forment que très tard dans le terrain générateur, si toutefois ils en produisent. Voilà pourquoi le traitement par la chaleur est absolument nécessaire. C'est seulement après son emploi qu'il sera facile de cultiver isolément dans le vide les bactéries essentiellement anaérobies.

Résistance des spores à la chaleur. Quelques auteurs ont soutenu que les spores du tétanos perdent de leur activité par une température de 80°. Cette opinion provient d'une observation inexacte, car, après une heure de séjour dans l'étuve à cette température, les spores sont tout aussi virulentes qu'avant. De plus, les bacilles tétaniques élevés dans un terrain artificiel ne sont pas destitués de longtemps de leur virulence, puisque des cultures qui ont été isolées en les soumettant à la température de 80°, ont encore, deux ans après, une action aussi énergique qu'au début.

Le sérum de culture n'est pas liquéfié. Kitt, Tizzoni, Cattani et Baquis prétendent que les bacilles du tétanos liquéfient le sérum

De leur côté, Tizzoni et Cattani ont reconnu que l'eau chlorée, fraîchement préparée, le trichlorure d'iode et l'acide phénique en solution aqueuse à 5 %, détruisent assez rapidement *in vitro* les toxines d'origine tétanique ; mais avec aucune de ces substances ils n'ont pu enrayer ni prévenir le tétanos.

Par une série d'inoculations de plus en plus virulentes, et en commençant par des doses minimes qui suffisaient parfois pour déterminer de légères manifestations tétaniques, ces auteurs seraient parvenus à doter de l'immunité les animaux peu sensibles au virus tétanique (pigeon, chien).

Tizzoni et Cattani ont constaté, en outre, que le sang et le sérum des sujets rendus réfractaires détruisent les toxines tétanigènes et confèrent l'immunité au chien (injection sous-cutanée d'une petite quantité de sérum de chien) ainsi qu'à la souris (injection intra-péritonéale de 1/2 c.c. de ce même sérum), à la condition, pour obtenir ce dernier résultat, de pratiquer les injections vaccinales quatre heures au moins avant l'inoculation du virus. Ce procédé est sans effet contre le tétanos en évolution et même contre le tétanos incubant. Les lapins et les cobayes n'acquerraient pas l'immunité par l'injection de sang ou de sérum de

coagulé du sang. Cette opinion doit être attribuée à une erreur de ces observateurs, attendu que les véritables cultures du tétanos, aussi longtemps qu'elles ne sont pas corrompues par d'autres microbes, n'ont jamais cet effet sur le sérum, quelle que soit l'origine de celui-ci, qu'il provienne du bœuf, du cheval, du mouton, du veau, du lapin, etc. — En général, les bacilles du tétanos se développent très mal dans le sérum du sang.

chien rendu réfractaire ; on pourrait en investir le lapin avec le sérum du pigeon vacciné. — Ces recherches, disent Cadiot et Ries, montrent que le sérum d'un animal rendu réfractaire n'est pas également actif pour conférer l'immunité aux sujets de nos diverses espèces animales.

Vaillard — qui avait cependant constaté qu'une première atteinte, au lieu de produire une accoutumance (1) de l'économie au poison, semblait rendre les animaux plus sensibles, comme cela s'observe dans les maladies à toxine diastasique où l'agent microbien ne cultive que dans une portion restreinte de l'organisme (diphtérie, choléra, tétanos) — est arrivé

(1) Si une première atteinte ne confère pas l'accoutumance au poison tétanigène, il faut encore moins compter sur les effets « *empêchants* » d'une vaccination chimique instituée avec les toxines tétaniques considérées dans leur ensemble ; car ces toxines, loin de remplir un rôle prohibitif vis-à-vis du bacille de Nicolaier, semblent, au contraire, d'après les expériences de Vaillard, favoriser le développement dudit bacille dans certaines conditions où, seul, il n'aurait pu végéter. Ces toxines annihilent vraisemblablement la résistance vitale des cellules organiques contre lesquelles doit lutter tout élément parasitaire, ou bien elles exercent une action chimiotoxique répulsive vis-à-vis des microphages (des leucocytes).

Il y aurait lieu néanmoins de chercher si, parmi les protéides tétaniques, il n'y en aurait pas une qui, séparée des autres, pourrait remplir l'office de vaccin chimique, et qui, bien que sa vertu fût temporaire (comme celle de tous les vaccins chimiques), rendrait peut-être des services lorsqu'une épidémie de tétanos règne dans un service de chirurgie. (On sait que dans les cultures de diphtérie il existe, à côté de la leucomaïne toxique, une substance *vaccinante* que Fraenkel sépare par un chauffage à 70° pendant une heure. Ce

à des résultats identiques pour produire une immunité relative chez le lapin, et cela de deux façons différentes (1) :

a) Par l'injection dans le sang ou sous la peau, et en plusieurs fois, de 20 c. c. environ d'un liquide de culture filtré sur terre poreuse et chauffé à 60° pendant une heure, le poison tétanique, atténué pour les lapins, peut encore donner au cobaye une maladie mortelle.

b) Par l'inoculation de cultures vivantes, peuplées de spores et chauffées également à 60° (ce serait encore la toxine seule qui agirait dans ce cas). — A 65°, l'immunité n'est pas acquise, cette température détruisant complètement l'activité du poison tétanique.

Le procédé auquel Vaillard s'est arrêté est le suivant : on injecte, en plusieurs fois, dans le sang des lapins, 40 c.c. de cultures filtrées, préalablement chauffées à 58 ou 60° ; l'immunité est ensuite renforcée par l'injection de 10 c.c. de cultures filtrées, chauffées à 51°, puis de 15 c.c. de cultures filtrées, mais non chauffées.

Deux parties de sérum recueilli chez les animaux rendus ainsi réfractaires et mélangées à une partie de culture filtrée, annihilent à ce point la puissance du poison tétanique qu'on

chauffage détruit la matière toxique et laisse intacte la vaccinante. Pour anéantir celle-ci, il faut aller jusqu'à 100° et plus. — *Recue vétérinaire*, mars 1891, p. 187. — *Contribution à l'étude de la diphtérie humaine*, Delamotte.)

(1) *Société de Biologie*, séances des 21 février et 6 juin 1891. (*Bulletin médical* des 25 février et 10 juin 1891.)

peut injecter aux cobayes une quantité de ce mélange représen
tant 300 fois la dose active sans déterminer le tétanos. Mais les
cobayes en question n'ont pas de ce fait acquis l'immunité. Si,
4 ou 5 jours après, on leur injecte la dose de poison suffisante
pour donner le tétanos, ils succombent aussi rapidement que les
témoins.

« Ce même sérum, dit Vaillard, empêche les effets du poison
tétanique lorsqu'on l'injecte sous la peau de la souris (1/2 c.c) et
au cobaye (1 c.c.) vingt-quatre heures et même plusieurs jours
avant l'inoculation d'un liquide actif; les animaux ne présentent
alors aucun symptôme de tétanos. L'immunité ainsi conférée n'a
toutefois rien de durable : après 14 jours elle commence à fléchir
chez la souris ; elle n'existe plus chez le cobaye du onzième au quinzième jour.

» Si le sérum est injecté aux mêmes animaux plusieurs heures
après l'introduction de la toxine, par exemple un peu avant le
moment où doivent apparaître les premiers symptômes tétaniques,
l'effet est nul, l'évolution de la maladie n'est ni modifiée ni
retardée.

» Toutes les injections de sérum pratiquées chez la souris ou le
cobaye après le début des accidents tétaniques, n'ont produit aucun
résultat.

» L'humeur aqueuse des animaux réfractaires ne possède pas les
propriétés du sérum. Il en est de même de la rate enlevée à l'animal vivant. Le muscle, au contraire, a présenté *in vitro*, mais *in
vitro* seulement, le pouvoir toxinicide.

» La propriété anti-toxique du sérum n'est pas l'attribut naturel, le corollaire obligé de l'état réfractaire au tétanos. Cet état peut exister sans que le sérum des animaux qui en jouissent possède par cela même le pouvoir toxinicide. Ainsi, la poule est insensible aux doses excessives du poison tétanique, et cependant son sang est absolument dénué d'action sur la toxine. De même, le sérum d'un lapin qui avait résisté à toutes les tentatives d'inoculation du tétanos n'a présenté aucun pouvoir toxinicide. Celui-ci n'appartient donc pas au sang des animaux possédant l'immunité naturelle.

» Le pouvoir anti-toxique du sérum n'apparaît, en réalité, que chez les animaux rendus artificiellement réfractaires; encore faut-il ajouter qu'il n'existe pas nécessairement dans tous les cas d'immunité acquise, comme le prouvent les faits suivants :

» Un lapin présente l'immunité après avoir été guéri d'un tétanos provoqué par l'injection intra-musculaire d'un mélange de culture et d'acide lactique; son sérum ne possède pas de propriété toxinicide. — Des lapins deviennent réfractaires au tétanos après avoir reçu plusieurs fois sous la peau de la queue un mélange de culture et d'acide lactique; ce mode d'inoculation ne provoque pas le tétanos, il rend les animaux malades et il leur donne l'immunité ultérieure. Le sang de ces lapins ne possède encore aucune propriété toxinicide.

» Pour que celle-ci se manifeste, il semble donc nécessaire que l'immunité ait été obtenue par l'action de grandes quantités des produits solubles élaborés par le bacille tétanique dans ses cultures; or, tel n'était pas le cas des animaux auxquels il est fait allusion et dont l'immunité était due à l'intervention de la faible quantité de toxine que le bacille avait sécrétée dans l'organisme vivant, muscle ou tissu conjonctif de la queue.

» La propriété anti-toxique du sérum apparaîtra dès lors comme un attribut. Contingente chez les animaux réfractaires au tétanos, elle peut exister ou ne pas exister : cela dépend de la nature de l'immunité et du procédé suivant lequel cette immunité a été acquise. Mais, lorsque cette propriété n'existe pas, on peut en provoquer l'apparition en injectant à l'animal une dose massive de culture filtrée. Ainsi, le sérum de la poule, animal naturellement réfractaire au tétanos, n'est pas toxinicide ; il le devient lorsqu'on a injecté dans le péritoine de l'animal 20 c.c. de culture filtrée. Ce seul fait suffit à donner au sérum une propriété nouvelle, comme si celle-ci résultait des modifications chimiques produites dans le sang par les doses massives de toxine que l'on a injectées. Le pouvoir anti-toxique du sérum n'est pas acquis aussitôt après l'introduction dans le péritoine du poison tétanique ; il s'établit lentement et ne manifeste la plénitude de ses effets que vers le 12e jour. Mais, du moment où il existe, il se maintient ensuite pendant des mois. Le sérum de la poule qui avait reçu 20 c.c. de culture filtrée présentait encore, 6 mois après, le pouvoir toxinicide. A la vérité, cette durée approchait de sa limite, car le sérum, toxinicide *in vitro*, n'avait plus de propriétés préventives ; mais il a suffi d'une nouvelle injection intra-péritonéale de liquide filtré, pour restituer au sang de la poule la totalité de ses effets anti-toxiques.

» La propriété toxinicide du sérum n'est pas un attribut des animaux naturellement réfractaires au tétanos ; on ne peut donc invoquer son intervention pour expliquer l'immunité naturelle ; elle ne suffit pas davantage à l'interprétation de tous les faits d'immunité acquise, puisqu'on ne la constate pas chez des animaux devenus réfractaires. »

Les conditions dans lesquelles se présente le sérum des vaccinés n'autorisent-elles pas à supposer qu'il contient une substance *vaccinante* analogue à celle qu'un artifice de chauffage permet d'isoler de la matière toxique dans les cultures de diphtérie? (1).

En tout cas, le procédé des cultures filtrées et chauffées de moins en moins, préparées selon la technique de Vaillard, semble digne de nouvelles tentatives expérimentales.

(1) Déjà Hayem avait démontré, en 1884, que la transfusion péritonéale du sang est une opération inoffensive qui équivaut à une transfusion vasculaire lente. Ch. Richet et Héricourt ont cherché quel pouvait être le pouvoir immunisant du sérum, et ils ont établi, les premiers, croyons-nous, que la transfusion péritonéale constituait un mode particulier de conférer l'immunité. Ainsi, en injectant dans le péritoine de lapins de 30 à 50 grammes de sérum de chien vacciné, trois mois auparavant, avec des cultures du *staphylococcus pyosepticus*, ils sont arrivés à préserver le lapin des effets de ce microbe et à le doter d'une résistance très prononcée. — Ajoutons, d'après ces auteurs, que la transfusion directe du sang du chien dans les veines du lapin, même à la dose de 12 grammes, fait mourir ce dernier, et qu'on ne doit pas, dans l'injection péritonéale, atteindre ni surtout dépasser 70 grammes de sérum. (*Compt. rend. Acad. des sciences*, 5 novembre 1888.)

s) Traitement.

1. *Traitement externe.* — Pour le pansement des plaies d'où procède le tétanos, il nous paraît rationnel d'accorder, quant à présent, la préférence à une solution contenant 1 °/₀₀ de sublimé corrosif et 5 °/₀₀ d'acide chlorhydrique, solution qui, suivant Kitasato, détruit les spores tétanigènes en 30 secondes (Voir *Prophylaxie*, p. 67). Il faudrait aussi faire intervenir soit concurremment, ou mieux en alternant, l'alcool éthylique, que le savant japonais considère comme un des meilleurs neutralisants du poison tétanique (Voir p. 70). On devra essayer également le trichlorure d'iode puisqu'il anéantit à la fois le bacille de Nicolaïer et son produit de sécrétion.

On fera bien encore d'enlever le plus possible des tissus de la plaie, qui constituent le foyer d'élaboration du poison tétanique.

2. *Traitement interne.* — Nous avons vu, au chapitre précédent, que le trichlorure d'iode jouirait, d'après Kitasato et Behring, de propriétés notablement efficaces vis-à-vis des facteurs du tétanos — comme vis-à-vis de ceux de la diphtérie (Behring), — lorsqu'on injecte successivement la toxine et l'agent chimique.

Ainsi, une solution de trichlorure d'iode introduite, en plusieurs fois, sous la peau d'un lapin, après une injection de la toxine à dose mortelle, neutralise l'action de cette toxine et celle du virus injecté plus tard. Mais, il nous faut aussi le rappeler, avec ce trichlorure d'iode utilisé seul comme agent spécifique, Vaillard n'a rien obtenu. Aussi, nous paraît-il indiqué de suivre les conseils de Swiecki, de Schnell et Bossano, qui, se basant sur la conception pathogénique nouvelle du tétanos, recommandent de favoriser les sécrétions par des sudorifiques, des purgatifs et des diurétiques, afin de solliciter, par toutes les voies de sécrétion et d'excrétion, l'élimination des toxines qui ont pénétré dans l'économie.

Les injections de sang et de sérum des lapins vaccinés par la méthode de Kitasato ayant permis à cet expérimentateur et à Behring de libérer des sujets aux prises avec le tétanos, on devra s'efforcer de mettre ce traitement en pratique dans la médecine humaine et dans la médecine vétérinaire.

Tizzoni et Mlle Cattani ont publié, dans la *Riforma medica* (1889), le résultat de leurs recherches sur l'action anti-toxique du sérum des animaux rendus réfractaires au tétanos. Après avoir étudié la propriété de la substance à laquelle ce sérum doit son pouvoir antidotique, ces auteurs sont arrivés à l'obtenir à l'état solide au moyen de la précipitation par l'alcool et de la dessiccation dans le vide. Le précipité ainsi produit conserve ses propriétés immunisantes et curatives.

Kitasato avait employé sans succès, dans un cas de tétanos

sur un enfant, l'injection du sérum de lapin immunisé ; plus heureux, le professeur Tizzoni est parvenu déjà deux fois à guérir le tétanos au moyen de l'antitoxine retirée par lui du sérum de chien rendu réfractaire.

La première observation est celle d'un malade du docteur Gagliardo : un cas de tétanos très grave a cédé à l'injection, en plusieurs fois, d'un gramme de l'antitoxine de Tizzoni.

La seconde observation a été recueillie dans le service du docteur R. Schwartz, à la clinique chirurgicale de Padoue. En voici la relation :

Les symptômes du tétanos se déclarent chez un enfant de seize ans, quinze jours après qu'il s'est blessé à la main en ouvrant une noix ramassée à terre. La blessure, qui s'était accompagnée d'une petite hémorragie, avait été pansée avec une toile d'araignée (1). Les symptômes tétaniques ont éclaté lorsque la plaie était complètement fermée. Quatorze jours après le début des accidents, on injecte sous la peau 15 centigrammes d'antitoxine dissoute dans 3 c.c. d'eau distillée (elle provenait du sérum d'un chien rendu réfractaire). Peu de temps après, le malade est déjà moins oppressé, il respire plus facilement et se trouve mieux. Le lendemain, nouvelle injection de la même

---

(1) Les premières expériences de Kitasato furent instituées avec le pus de la plaie d'un homme devenu tétanique après avoir été pansé avec des toiles d'araignée prises dans une écurie, et vraisemblablement souillées par la poussière des fourrages ou des crottins.

quantité d'antitoxine. On incise la cicatrice et on la lave au sublimé à 3 °/₀₀, puis au nitrate d'argent à 4 °/₀. Le soir, on inocule 20 centigrammes; le mieux persiste, les contractions diminuent. Le jour suivant, après l'administration de 20 centigrammes de l'antitoxine de Tizzoni, les symptômes s'amendent tout à fait; l'enfant quitte bientôt l'hôpital; il a reçu 1 gr. 05 du médicament en cinq injections.

Le Dr Pacini a publié (1) un autre cas de guérison avec l'antitoxine de Tizzoni (50 centigrammes, en deux fois, le même jour) : il s'agissait d'un homme de 21 ans qui s'était blessé un doigt en maniant une hache dans une étable.

Une observation semblable vient d'être relatée dans la *Wiener Klinische Wochenschrift*, nº 1, 1892, par Finotti, assistant de la clinique du Dr Nicoladoni, à Innsbruck. L'antitoxine de chien s'étant montrée insuffisante (dose de 15 à 20 centigrammes, durant plusieurs jours), on y substitua avec succès celle du lapin, considérée comme plus active, à raison de 0 gr. 10 à 0 gr. 20 pendant deux jours. Le malade était un enfant de 11 ans. (*Revue scientifique* du 12 mars 1892.)

Il y a, sans doute, dans ces succès des expérimentateurs italiens (succès sur lesquels on doit faire quelques réserves, car les cas de tétanos traités n'étaient que d'une gravité relative), l'indication de nouvelles tentatives ou le point de départ de nouvelles recher-

(1) *Rif. Med.* du 7 janvier 1892.

ches. Mais il serait par trop téméraire d'affirmer aujourd'hui qu'on a définitivement trouvé le moyen de guérir le tétanos. Nous sommes encore loin de ce résultat. Il faut attendre et espérer que l'avenir ne tardera pas à consacrer une aussi importante découverte.

CONCLUSIONS

La division que nous avons établie au commencement de cette
revue nous a permis d'étudier plus aisément toutes les questions
de notre programme, et d'ébaucher ainsi les différentes parties
de l'œuvre qui, lorsqu'elle sera complétée, formera une sorte
de *biographie* du bacille de Nicolaïer. C'est en suivant le
même ordre que nous résumerons les nombreuses données de
cette intéressante étude, nous réservant de ne point conclure là
où la science est demeurée indécise ou muette. Mais à propos de
ces points non élucidés encore, nous croyons pouvoir dire que
les rapides progrès accomplis depuis deux ou trois ans constituent, pour un avenir prochain, comme le gage assuré des
dernières solutions.

a) Le tétanos est une maladie de nature microbienne, contagieuse, inoculable ; il a pour facteur le bacille découvert par
Nicolaïer et isolé plus tard par Kitasato, qui le cultiva *purement*
et produisit avec ses cultures le tétanos type. Ce bacille, plus ou
moins abondant au pourtour des plaies tétanigènes, se retrouve
dans l'eau de lavage de certaines terres, dans les foins, les fourrages et dans les excréments des herbivores en *bonne santé* (ces
animaux peuvent se montrer tétanifères sans être tétaniques).
Le tétanos est d'origine *tellurique* : on ne peut pas dire qu'il

vient du cheval comme la morve, ni comme la rage vient du chien ; ce n'est point une *hipponose* particulière. Si on a pu soutenir la thèse exclusive de l'origine *équine* du tétanos, c'est que le cheval représente la voie de propagation la plus fréquente des germes de cette affection. Cet animal est l'agent *principal*, mais non *exclusif* des échanges contagieux.

Le tétanos médical ou *spontané* n'existe pas.

b) Le bacille de Nicolaïer cultive très bien à l'abri de l'air, à la température de 38°, 39°, dans les bouillons de bœuf, de veau, de cheval (légèrement alcalin) et de poule, additionnés de glucose ; dans l'agar en couche profonde ou sur gélose. Le chauffage à 80°, 90°, pendant une heure, et l'action du bain-marie à 100°, pendant une ou deux minutes, purifient les cultures impures *sporulées*. Les techniques de Roux ou de Vignal et l'emploi de certains antiseptiques, peuvent intervenir avec la chaleur pour isoler le bacille tétanigène et le débarrasser des germes étrangers, notamment du vibrion septique auquel il a pu être mélangé.

c) Le bacille est très polymorphe ; sa morphologie diffère suivant les conditions de végétation et suivant l'âge des cultures : la forme ordinaire est celle d'un bâtonnet fin, plus ou moins long, mobile, muni d'une spore terminale qui lui donne l'apparence d'une épingle ou d'une baguette de tambour. Dans les plaies, les bâtonnets sont parfois très allongés, presque filamenteux.

d) Le microbe du tétanos est anaérobie ; il croît particulièrement bien dans l'hydrogène ou encore dans un vide relatif et
dans les milieux profonds où l'air n'accède que par une ouverture effilée. (On peut déjà pressentir le défaut de bacillémie chez
les malades, tant que l'hématose reste suffisante.)

e) Les préparations se font avec les couleurs d'aniline et par
les méthodes de Gram, d'Erlich ou de Ziehl. La solution hydro-
alcoolique de violet de méthyle 6 B et le rouge diamant donnent
de bonnes colorations.

f) Il y a encore quelques dissidences à propos de la résistance
des *spores* aux causes de destruction. Très sensibles à l'air, à la
lumière diffuse et à la radiation solaire, suivant les uns, elles
seraient, au contraire, très réfractaires, selon les autres, aux
influences extérieures et même à la putréfaction et à la concurrence vitale des microgermes. Les sucs digestifs et la plupart
des antiseptiques sont sans action sur elles.

Un fait acquis, c'est que la vapeur d'eau à 100° pendant un
quart d'heure, et un séjour de cinq minutes dans l'autoclave à
115°, suffisent pour tuer les spores.

g) Le tétanos s'inocule à presque tous les animaux : le cobaye,
la souris et le lapin conviennent plus spécialement pour les expériences. Les voies d'inoculation les plus sûres sont le tissu conjonctif sous-cutané, les muscles et l'arachnoïde.

7

Pour que l'affection se développe, il faut deux conditions essentielles : une effraction des tissus et une anaérobiose suffisante (telles qu'en présentent certaines anfractuosités des plaies).

L'incubation et la marche de la maladie varient suivant la résistance des espèces, la qualité et la quantité des agents tétanigènes.

On ne peut transporter le virus en série *ininterrompue* d'un animal à un autre.

b) Dans le tétanos *clinique*, la plaie des malades contient toujours le bacille de Nicolaïer. Dans le tétanos *expérimental* produit par les cultures *pures*, le microparasite (ou ses spores) se retrouverait très rarement et presque isolément au pourtour du point d'inoculation, ou tout au moins disparaitrait rapidement ; mais tous les tissus donnent assez souvent des cultures spécifiques lorsque l'injection a eu lieu dans les veines ou le péritoine. — Quand cette injection est pratiquée sous la peau, il faut, pour obtenir des cultures, que les tissus ensemencés proviennent d'animaux morts depuis plus de temps. — Les bacilles de Nicolaïer ne peuvent, pendant la vie, pulluler dans le sang ou, tout au moins, ils ne s'y présentent que dans les derniers moments. Après la mort, ils se développent et se cultivent dans le liquide hématique et dans les différents organes. Malgré cette généralisation, le tétanos devrait être considéré — en raison du foyer restreint de l'activité de son bacille toxinifère — comme une maladie locale.

i) Le microbe du tétanos élabore dans la plaie — où il cultive et se cantonne — diverses ptomaïnes que l'on obtient aussi, en abondance, dans les cultures, et qui possèdent une puissance toxique très grande.

j) Le poison tétanique est sans effet par les voies digestives ; il se comporte, à cet égard, comme les venins ; il présente aussi des caractères comparables à ceux du poison diphtérique. Un chauffage à 65° le détruit.

Il se compose de différentes substances et, en particulier, d'une toxine (toxalbumine) et d'une diastase. S propriétés le rapprochent des matières albuminoïdes : on le considère, du reste, comme un produit de transformation de l'albumine organique.

k) Bien que la physiologie pathologique du tétanos ne soit pas encore définitivement établie, on est autorisé à affirmer que le bacille de Nicolaïer emprunte toute son action nocive au poison très violent qu'il sécrète, poison qui offre beaucoup d'analogie avec la strychnine. Comme cette dernière, le poison tétanique agit sur la moelle et sur le système neuro-musculaire ; il paraît avoir aussi une action spéciale *directe* sur les muscles.

l) La diffusion du poison tétanique dans l'économie est rapide, et il suffit de doses très-minimes pour tuer les animaux d'expériences. A l'autopsie, les différents organes des sujets inoculés ont, à leur tour, un pouvoir tétanigène plus ou moins accentué, qui démontre l'absorption progressive de la toxine par le sang.

m) Quelques auteurs pensent que le bacille de Nicolaïer, introduit absolument *seul* dans un organisme sain et indemne de traumatisme, est parfaitement capable d'y déterminer le tétanos ; pour d'autres, ce bacille (contrairement à ce qu'on observe chez la plupart de ses congénères pathogènes, qui se montrent d'autant plus actifs qu'ils sont plus purs de tout mélange) ne peut se développer que s'il est aidé par certains agents auxiliaires, des microbes adventices plus ou moins banals ou des produits chimiques. (La meurtrissure des tissus serait aussi une condition favorable suffisante au développement du bacille et à la production de ses effets morbides. Des doses *massives* de ce bacille semblent également pouvoir suffire pour produire *seules* la maladie tétanique.) Ce qu'il faut obtenir pour provoquer le tétanos au moyen de son virus, c'est une lutte victorieuse des microgermes contre la résistance des phagocytes.

n) La concomitance du tétanos et de la septicémie est assez fréquemment observée ; mais elle ne saurait fournir d'argument à l'une des deux théories précédentes, attendu que les microbes de ces deux affections sont souvent réunis, dans la terre par exemple, et que leur développement (clinique et expérimental) dans l'organisme est indépendant l'un de l'autre : il y a là une association fortuite des virus, comme dans les coexistences, plus rares, avec l'érysipèle, la variole, la scarlatine et la fièvre typhoïde.

o) Par exception à la loi générale qui régit les entités morbides homœogènes, une première atteinte du tétanos ne conférerait pas l'immunité, et elle paraîtrait même augmenter la sensibilité des animaux à l'action du poison tétanique.

p) L'organisme possède un moyen de défense naturel dans la propriété qu'ont les globules blancs et les autres phagocytes d'absorber les éléments figurés microbiens — grâce aux prolongements protoplasmiques (*pseudopodes*) qu'ils émettent ; — mais ce n'est là qu'une ligne d'*avant-postes* qui cède avec le nombre des assaillants et à l'apparition de la toxine, dont Vaillard et Vincent ont montré l'action répulsive vis-à-vis des leucocytes.

q) La prophylaxie est de nature hygiénique et médicale : hygiénique parce qu'il faut d'abord éviter les souillures ; médicale par l'emploi des germicides appropriés, parmi lesquels figure, en première ligne, le mélange de la solution de bichlorure de mercure et d'acide chlorhydrique.

r) L'accoutumance au poison ne se constate pas manifestement et elle ne semble guère pouvoir, par conséquent, conférer l'immunité. Celle-ci, toute relative d'ailleurs, s'obtient autrement et paraît être la résultante d'une propriété spéciale et artificielle du sérum sanguin de neutraliser les toxines du tétanos: il existerait, en effet, dans le sang des animaux *rendus réfractaires*, une substance soluble qui serait capable n n seulement d'empêcher le développement du bacille de Nicolaïer dans l'organisme, mais encore d'annihiler les toxines de ce bacille chez l'animal comme dans une culture artificielle.

Les injections de trichlorure d'iode à un lapin ou à un chien aussitôt après celle de la toxine (Kitasato), et — mais moins évidemment — celles de cultures filtrées et chauffées (Vaillard) donnent au sérum un pouvoir antitoxique temporaire : les expérimentateurs n'ont pas encore pu doter la science d'une méthode préventive absolument efficace et durable.

s) Il y a lieu d'entreprendre le traitement *externe* du tétanos avec la solution de sublimé additionnée d'acide chlorhydrique, pour détruire le bacille, et avec l'alcool éthylique, pour neutraliser la toxine. On pourra expérimenter également le trichlorure d'iode, qui anéantit à la fois le microbe et son produit de sécrétion. On enlèvera aussi le plus possible des tissus de la plaie, où le bacille se multiplie et élabore la toxine tétanique.

On devra, en outre, essayer le traitement *interne*: α) par le trichlorure d'iode, β) par les injections de sang ou de sérum des lapins vaccinés suivant le procédé de Kitasato, γ) ou bien par la méthode qui consiste à injecter une substance spéciale, extraite,

au moyen de la précipitation par l'alcool et de la dessiccation
dans le vide, du sérum des chiens ou des lapins rendus réfractaires. Mais ces traitements apparaissent encore avec une
efficacité trop douteuse pour qu'on croie devoir les recommander
à l'exclusion de ceux que la pratique a quelque peu légitimés.

Tel est l'état actuel de la science sur le tétanos. Comme on a
pu le voir, toutes les questions que soulèvent la pathogénie de
cette affection, les propriétés biologiques de ses toxines microbiennes, la vaccination et le traitement ne sont pas encore
résolues ; elles ont fait cependant un grand pas en avant, et le
champ déjà exploré semble promettre aux chercheurs une
attrayante moisson.

MM. Sanchez-Toledo et Veillon et leur éditeur, M. G. Masson,
ont eu l'obligeance de nous permettre de joindre à notre travail
une très belle planche tirée des *Archives de médecine expérimentale* et représentant le bacille de Nicolaïer sous ses diverses
formes évolutives.

Nous les prions de vouloir bien agréer nos plus vifs remer-
ciements.

D. et C.

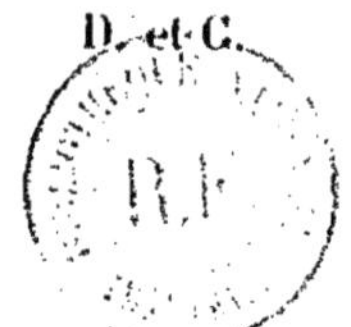

Fig.4.

Fig.5.

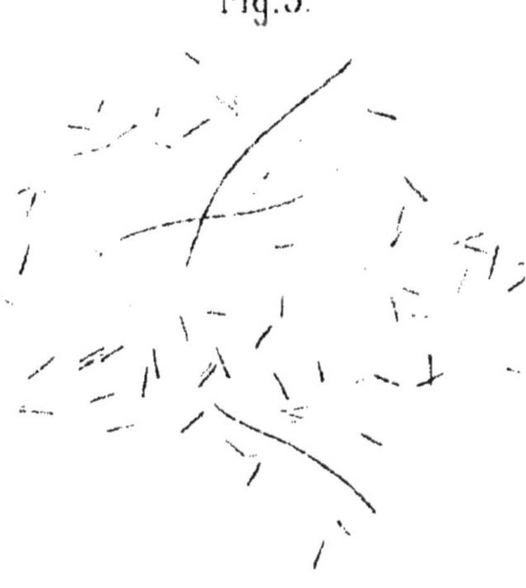

Colonie sur plaque 8e jour

Cult 5e jour

a Fig.7.

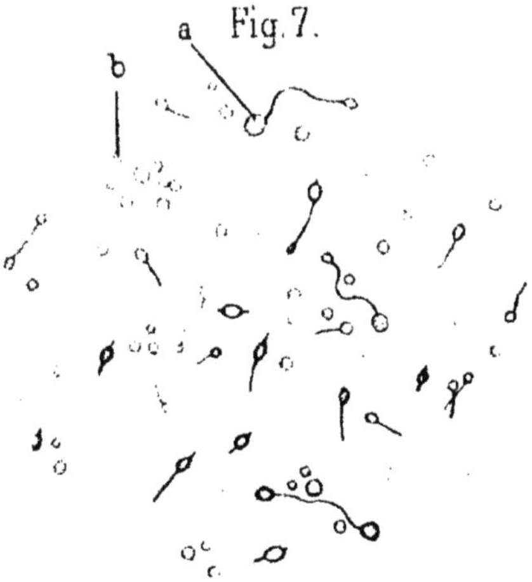

Fig.6.

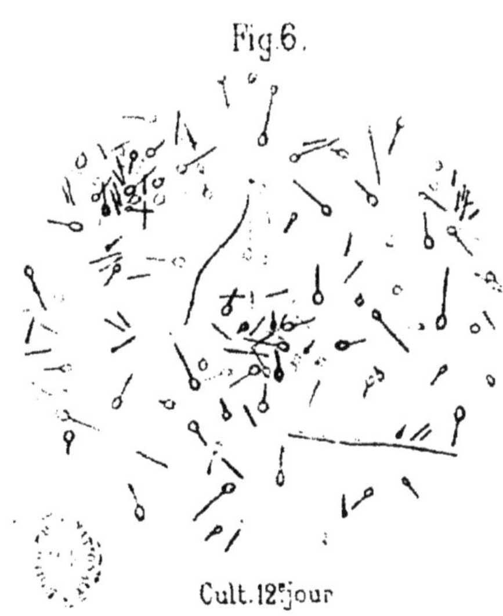

Vieille culture.

Cult.12e jour

Millot del.et lith

Imp Lemercier et Cie Paris.

G. Masson, Editeur

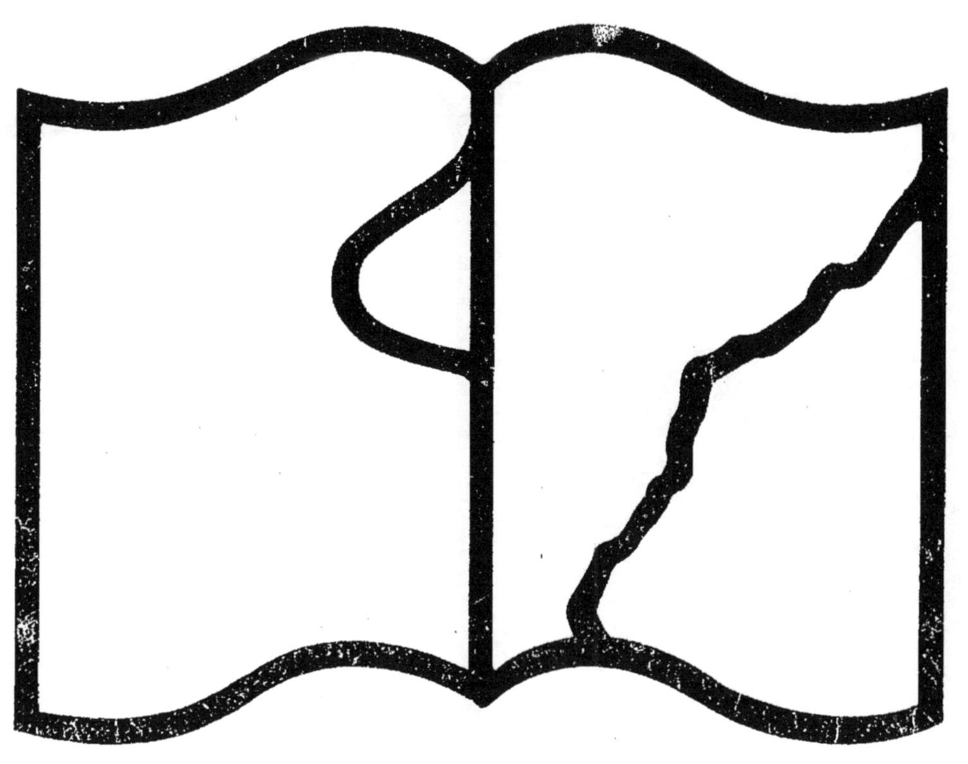

Texte détérioré — reliure défectueuse

NF Z 43-120-11

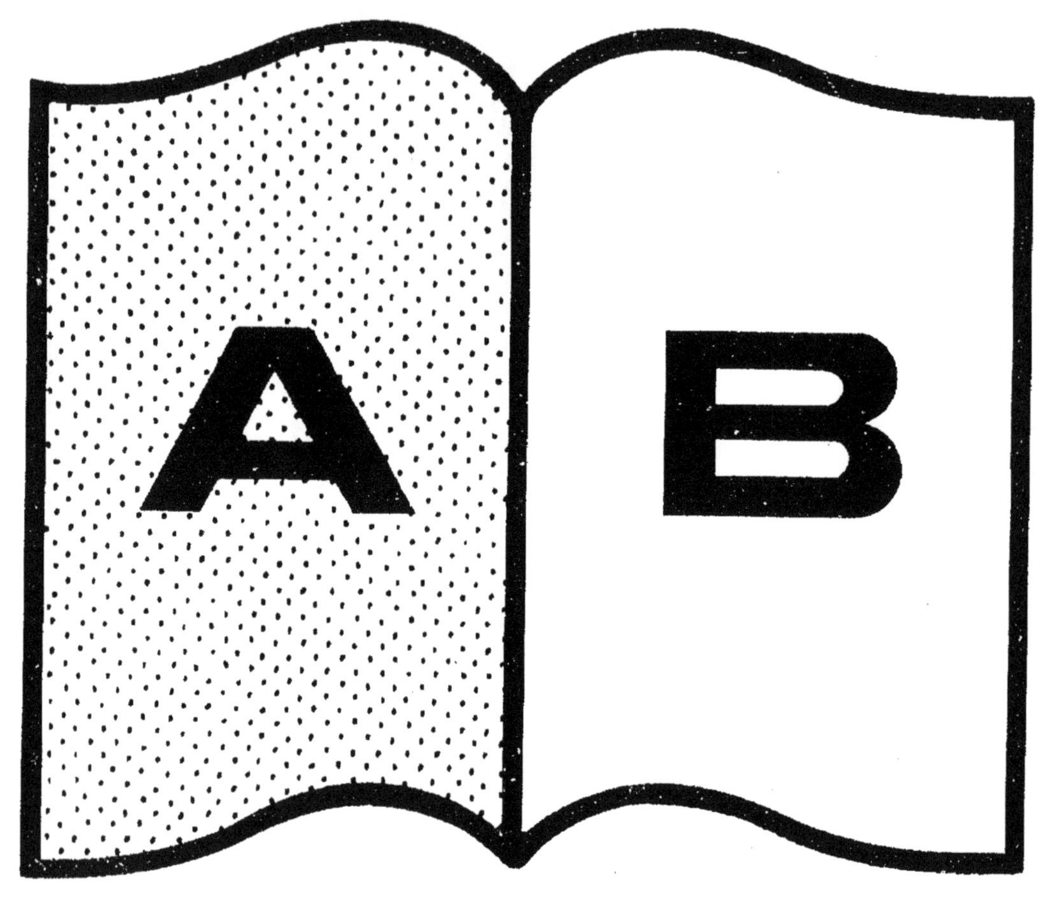

Contraste insuffisant

NF **Z 43**-120-14

www.ingramcontent.com/pod-product-compliance
Ingram Content Group UK Ltd.
Pitfield, Milton Keynes, MK11 3LW, UK
UKHW020935140726
13695UKWH00003B/1066